自治体病院の経営改革

原則と実践

齋藤貴生

*Management Innovation of Health Care
for Municipal Hospitals in Japan:
Principles and Practices*

九州大学出版会

推薦の辞

このたび、私の先輩であり畏友でもある齋藤貴生先生が「自治体病院の経営改革──原則と実践──」という本を刊行されることになりました。

先生は、長年に亘り我々全国自治体病院協議会の常務理事としてその責を果たされ、理論的な発言で出席者の共感を得ておられました。また、協議会雑誌にも病院経営についての御意見を沢山寄せられ、会員諸兄姉から理解と尊敬を集めておられました。先生の立派なところは理論だけでなく、その行く先々の病院で見事な業績を残され、ただの理論家ではないという点であります。

今回の内容は、2008年2月号から2011年4月号にかけて当協議会雑誌への寄稿論文6編を中心に、米国における医療経営者の教育制度と資格制度などにも言及されております。これは大分県立病院管理者を御退任の後、九州大学医学部特別教員として医療経営・管理学講座を御担当された時代の知見かと推察しております。

先生は、佐賀県立病院好生館長として地方公営企業法一部適用病院でも実績を上げられ、請われて全部適用の大分県立病院の事業管理者となられました。ここでも見事に経営改善に成功されておりますが、両方の経験から両者のメリット・デメリットを考察すると、全部適用の方が医療の公共性と経済性に最適と

総括されております。

現在、先生は再度請われて田川市立病院管理者として病院経営に取り組まれております。人口減少で過疎化が進み、医療職の確保にも難渋する地域、多くの自治体病院が置かれている状況をどのように打破されるのか、自治体病院の仲間は注目しております。優れた経営者であると共に優れた医師、外科医でもある先生のメス捌きから目が離せません。

この本が自治体病院の院長や事務長を始めとする幹部、知事や市町村長など首長各位、さらには議会関係者にも御一読いただけることを切望しております。また、暫くして続刊が出ることを期待し、推薦の辞とさせていただきます。

2012年5月28日

全国自治体病院協議会会長　邉見公雄

はじめに

医療の進歩のため、医療の改革は不断に実践されねばならない。医療の改革には、国による医療制度改革などのいわば外部からの改革とともに、医療機関における経営の改革、即ち内部からの改革がある。医療の改革を成就させるには、その両方を実行する必要がある。国による医療制度改革は、急速な少子高齢化、経済の低成長、医療費の増大などを背景に強力に推し進められているが、医療機関の経営改革については、必ずしも十分に実行されているとは言えない。

それでは、医療機関における経営改革を適切に行うにはどうすればよいのであろうか。それには三つのポイントが重要と思われる。

第一のポイントは、医療機関の医療の質と経営の質の両方を向上させることである。これは、とりもなおさず医療機関の経営をどのように行うかということであり、すべての医療機関に共通する課題である。

医療機関において経営改革を適切に行うには、医療の質だけでなく同時に経営の質を向上させねばならない。医療の質の向上のみあるいは経営の質の向上のみでは、医療機関の経営改革は必ずしも成功しないからである。我が国では、医療の質と経営の質を分けて考える傾向があるが、米国では医療の質を医療と

経営の統合された形での質と捉えている。医療機関の経営改革は、医療と経営を一体として捉えて、その両方の質を向上させる努力をすることが基本になる。

それでは、一般に医療機関における医療の質と経営の質の両方を向上させるには、どうすべきであろうか。我が国では、一般に医療機関における医療の質は高いが、経営の質は必ずしも高いとは言えない。従って、医療の質と同等に経営の質を向上させる必要がある。

医療機関の経営の質を高めるためには、多くの対策が考えられる。中長期的には、我が国における医療経営学の向上と普及、医療機関経営者の育成のための教育制度の充実や経営学修士・医療経営学修士の資格制度の普及が重要と思われる。また、医療機関における経営の質の向上を目指した医療経営学研究者と医療機関経営者との連携が充実されるべきであろう。ただ、当面の対策としては、医療機関経営者、換言すれば医療機関のトップをはじめとする医療経営管理者が、医療経営学を独学で学び実践することが基本となる。医療経営学を独学で学ぶには、企業を対象とする経営学、即ち企業経営におけるマネジメントについて学ぶのが早道である。その上で、それらの知識を基にして企業経営の原則を医療機関の経営に導入するとともに、医療機関の経営と企業の経営の違いを知って、その制約を克服しつつ、経営の質を向上させていくことである。

第二のポイントは、病院団体などに固有の経営改革の課題を克服することである。医療機関の経営改革を進める上で注意すべきこととして、医療機関に共通する経営改革の課題と病院団体などに固有の経営改革の課題があることである。病院団体などに固有の経営改革の課題は、共通する経営改革の課題よりも、より大きな改革の足かせになる場合がある。この固有の課題に対しては、共通の課

題とは区別して個別に克服しなければならない。

病院はその設立主体により、国立、自治体立、公的などの病院団体に分けられるが、この中で最も大きな、病院団体固有の課題を抱えているのが自治体病院である。自治体病院固有の課題としては、ガバナンス構造の脆弱性、経営技術の不備、行政による自主性の抑制があるが、詳細は後述する。

第三のポイントは、改革の実践方法を事例から学ぶことである。

医療機関の経営改革を成功させるには、その原則を知るとともに、いかに実践するかを知らねばならない。どのようにして戦略や計画を策定し、それらに沿って実践するかである。実践については、企業を対象とした経営の場合と同様に、医療機関における経営改革の事例から学ぶことが大切になる。そのためには、多くの成功事例や失敗事例についての、詳細な観察、分析の記録が集積され、経験則が導かれなければならない。それとともに、それらが学ぶ対象とされねばならない。

本書は、これらの三つのポイントを柱として3部で構成されている。

自治体病院について

我が国では、医療機関は病院と診療所に分けられ、厚生労働省によれば病院はその設立主体により、国立、自治体立、公的（日本赤十字、済生会、厚生農業協同組合連合会、国民健康保険連合会、北海道社会事業協会）、社会保険関係、医療法人・個人などに分類されている。この中で、公立病院とも呼ばれる自治体病院の経営改革は、最も遅れていると言われている。自治体病院では、つい最近までは、経常損失を生じる病院が70パーセントを超えていた（平成22年度には診療報酬プラス改定などもあり、経常損失を生

じた事業数が45・5パーセントに減少)。このため、総務省により病院事業経営健全化措置(第5次、平成14年)が取られ、平成19年6月には公立病院改革ガイドライン〔1〕が策定された。そこには、自治体病院の民間への委譲や診療所化の方向性も記されている。また、民営化の受け皿として、非営利性を徹底させた社会医療法人が誕生している。

ここで、自治体病院の存在意義がどこにあるのかを明確にしておかねばならない。そもそも自治体病院は、地域医療の確保のために地方公共団体が開設するものであり、その使命と役割については、公立病院改革ガイドラインにおいては、「地域において提供されることが必要な医療のうち採算性等の面から民間医療機関による提供が困難な医療を提供することにある」とされている。また、公立病院の多様性に触れ、立地条件(都市部か農村部か、他の医療資源の状況)や医療機能(一般病院か専門病院か)により、提供医療はさまざまであるとしている。

自治体病院は、上記ガイドラインにおいて果たすべきとされる具体的な医療を、どの程度実施しているのであろうか。果たすべき医療とその実施状況〔2〕(数字は全病院中の自治体病院の占める割合)は以下の通りである。①へき地医療‥68・3パーセント、②救急(救命救急センター‥38・5パーセント、救急告示病院‥23・3パーセント、小児(小児救急医療拠点病院‥38・7パーセント)、周産期(地域周産期母子医療センター‥40・5パーセント)、災害(災害拠点病院‥44・3パーセント)などの不採算・特殊医療、③がん(地域がん診療連携拠点病院‥38・7パーセント)、循環器センターなど、民間では限界のあるレベルの高度先進医療、④医師派遣機能(研修実施などを含む、臨床研修指定病院‥24・4パーセント)などである。これらのデータは、自治体病院がその役割を十分果たしていることを示していると

思われる。ただ、民間医療機関が多く存在する都市部においては、必要性の乏しい自治体病院について廃止統合を含め適切な医療資源の再配分を行うことが必要であろう。いずれにしても、都市部の一部の医療過密地帯を除いては、自治体病院が地域医療を確保する役割を果たしていることは、疑いのないことと思われる。

自治体病院の経営改革上の問題点と克服策

自治体病院の存在に疑問の声が出るのは、その経営状況の悪さ、そして経営改革が行われにくいことにあると思われる。では、なぜ自治体病院では経営改革が行われにくく、結果として経営状況が悪いのであろうか？

自治体病院では、一般に医療の質の向上は達成しやすいが、経営の質の向上や経営改革を行うことには多くの困難を伴う。その理由として、自治体病院には特有の問題点（[3]）があるためと考えられる。これは、前述の病院団体などに固有の経営改革の課題に相当するものである。第一の問題点は、開設者である首長と病院長の権限・責任の帰属がはっきりしていないなどのため、ガバナンス構造が脆弱であり、病院長がリーダーシップを発揮しにくいことである。第二は、もともと公務員である職員に企業（自治体病院は公営企業である）としての意識が不足しており、また、予算至上主義の弊害などもあるため、自治体病院には戦略経営などの民間企業の経営手法が導入されにくく、経営技術の不備なことである。第三は、行政組織では一般に競争は好ましくなく自主性企業では画一性よりも自主性や競争を必要としているが、自治体病院は医療者よりも画一性を必要としているため、事なかれ主義という体質が生じやすい。また、自治体病院は医療者

主導ではなく行政者主導で管理されがちである。これらが重なって、病院職員の自主性が抑制されていることである。

特有の問題点が存在する要因としては、自治体病院が、地方自治法、地方公務員法などの法規の制約下にある行政組織によって直接管理・運営されている地方公営企業のひとつであることや、行政と病院とは元来、組織としての性格が大きく異なっていることが考えられる。

自治体病院に特有の問題点を克服するには、以下の方法が有効と思われる。第一は、病院の経営形態を地方公営企業法一部適用（一部適用）から地方公営企業法全部適用（全部適用）や地方独立行政法人に変更することである。自治体病院は、通常は自治体直営の一部適用の下で運営管理されているが、全部適用や地方独立行政法人に替えることでガバナンス構造が強化され、また、経営上の法的制約が緩和される。第二は、権限を強化されたトップ（全部適用では病院事業管理者、地方独立行政法人では理事長）が、戦略経営などの民間の経営手法を導入し、経営の質を高めることである。また、トップは、これらを実行するに足る経営ならびに行政の知識・経験を身につけねばならない。第三は、同様にトップがリーダーシップを発揮して職員の自律性を醸成することである。

自治体病院が今後とも安定して存続しその役割を果たしていくためには、まず、このような自治体病院特有の問題点を克服しつつ、必要な体制を整えて、自らの手で病院内部から経営改革を実行していかなければならない。自治体病院の再生に残された時間はあまり多くない。今こそ、すべての自治体病院が立ち上がり、経営改革を実践する必要がある。そして、我が国における医療の進歩に参画していかなければならない。

本書の構成

著者は、過去12年間に3自治体の4病院（佐賀県立病院好生館：平成10～15年度、大分県立病院及び大分県立三重病院：18～21年度、田川市立病院：22年度～現在）で経営改革を実践してきた。これらの事例を通し、自治体病院の経営改革には「原則」が存在することに気づいた。それとともに、「実践」は、原則に即しつつも障壁を克服する工夫を加えて行うべきであることを悟った。また、当然のことであるが、経営改革を行うには、基本となる「医療機関経営の原則」をわきまえておかねばならない。

これらを踏まえ、本書は、「医療機関経営の原則」、「自治体病院の経営改革の原則」、そして「自治体病院の経営改革の実践」の3部から構成されている。このうち、「医療機関経営の原則」はこの度新たに書き起こしたが、自治体病院の経営改革の「原則」と「実践」については、平成20～22年に全国自治体病院協議会雑誌に発表した「自治体病院の経営改革シリーズ」の6論文を、一部修正して掲載した。なお、第2部と第3部については、各論文が独立に書かれているため論文間で内容の重複が一部にあること、また、6論文が執筆順に掲載されていないため、論文の時代背景が一部で前後することを、あらかじめお断りしておく。

第1部の「医療機関経営の原則」では、「医療機関の経営をどう行うべきか」、そして民間企業で重視されている「戦略経営の重要性」について概説した。

第2部の「自治体病院の経営改革の原則」では、まず「自治体病院特有の問題点と解決策」に焦点を当て、「自治体病院の経営改革——クリティカル・ポイントはなにか——」の論文（[3]）を掲載した。次いで、自治体病院の経営を左右する「経営形態の比較と選択」について取り上げ、「一部適用と全部適用

第3部の「自治体病院の経営改革の実践」では、著者が経験した「経営改革の実践事例」を紹介した。

「一部適用下の経営改革」についての1論文（[6]）と「全部適用下の経営改革」についての2論文（[7][8]）からなるが、前者は、佐賀県立病院好生館、後者は大分県立病院における事例を記したものである。論文5において大分県立病院で実践した戦略経営の方法と効果について具体的に述べ、また、最後の論文6では4年間で50億円の収支改善が達成された要因について述べた。

本書を読まれる方へ

本書は、医療機関の経営に関わっておられる方々や関心のある方々の参考になればと思いまとめたものである。

自治体病院は、病院団体の中で最も多くの医療機関経営上の課題を抱えている。それらは、まさに我が国における医療機関経営の課題の縮図と言ってよいであろう。それだけに、自治体病院の経営改革から得られた経験則の多くは、自治体病院のみならず他の公私病院全般の経営改革にも一般化できると考えられる。この小著が、我が国における医療機関の経営改革全般にとって何らかの参考になれば幸いである。

なお、本書の大筋の理解のために、「はじめに」、「第1部のまとめ」、「第2部のまとめ」、「第3部のまとめ」、「おわりに」を付記した。多忙な方には、まずこれらの通読をおすすめしたい。

[謝辞] 本書の出版に際しては、ご多忙のなか全国自治体病院協議会会長の邊見公雄氏に推薦文をいただいた。心より感謝申し上げる。また、同協議会雑誌編集委員会から論文転載についてご承諾を、九州大学大学院医療経営・管理学講座の専攻長 馬場園 明教授およびスタッフからご支援をいただいた。あわせて感謝の意を表する。

病院長及び病院事業管理者のご推挙とともにご支援をいただいた、九州大学大学院医学研究院消化器・総合外科の杉町圭蔵名誉教授および前原喜彦教授に深甚の謝意を表す。

最後に、ドラッカーとの出会いについて触れる。著者が自治体病院の経営改革に取り組み、ある程度成功することができたのは、ドラッカーの諸著作との出会いなくしては考えられない。ここ12年間、ドラッカーの『マネジメント』（[9]）を座右の書としてきたが、戦略経営の重要性など、他の経営学者からは得られない多くのことを学ぶことができた。併せて感謝する。

略語の統一

文中（全体を通して）
地方公営企業法一部適用→一部適用、地方公営企業法全部適用→全部適用、一般地方独立行政法人→独法

表中（全体を通して）
表外で明記

地方自治法→自治法、地方公務員法→地公法、地方公営企業法→地公企法、地方公営企業法一部適用→一部適用、地方公営企業法全部適用→全部適用、一般地方独立行政法人→独法、首長→長、病院事業管理者→管理者

文章の一部のみ
MBA（Master of Business Administration、経営学修士）、CEO（Chief Executive Officer、最高経営責任者）、CMO（Chief Medical Officer、医務部長）、ACOs（Accountable Care Organizations、責任義務化医療機関）

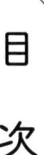

推薦の辞 i

はじめに iii

略語の統一 .... xii　邊見公雄

第1部　医療機関経営の原則

第1章　医療機関の経営をどう行うべきか 4

1　米国での医療機関経営の状況　4
2　医療機関経営の基本をどう習得するか　7
3　企業と医療機関の経営にかかわる用語の定義　8
4　企業経営におけるマネジメントの変遷　10
5　医療機関経営に企業経営の原則を導入する　11
6　医療機関経営と企業経営の違いを知る　12
7　医療機関経営の制約をどう克服するか　14

第2章　戦略経営の重要性 16

1　戦略経営の導入　16

第1部のまとめ

2 戦略経営とは何か　17
3 経営戦略論と10スクール　18
4 伝統的経営戦略論　19
5 特有な視点からの戦略論　20
6 個人の範疇を超えた視点からの戦略論　21

第2部　自治体病院の経営改革の原則

第3章　自治体病院の問題点と解決策

論文1　自治体病院の経営改革──クリティカル・ポイントはなにか──

はじめに　29

I　自治体病院特有の問題点　30
1 公共サービス組織体としての欠陥　30
2 行政と病院の性格の相違　34
3 ガバナンス構造の脆弱性　35

II 改革の方法

1 ガバナンス構造の適正化 40

2 経営（マネジメント）の質の向上 41

3 自律性の醸成 42

要 約 45

第4章 経営形態の比較と選択(1)——一部適用と全部適用の比較——

論文2 地方公営企業法全部適用による法的制約の緩和は部分的かつ僅か 47

はじめに 49

I 対象と方法 50

II 結 果 51

1 地方公営企業及び病院事業の法的位置づけ 51

2 一部適用と全部適用の法的制約の比較 53

3 全部適用化の実質的なメリット 68

4 全部適用による法的制約緩和の定量的評価 77

III 考 察 80

1 全部適用化による法的制約の緩和は部分的かつ僅か 80

目 次 xvi

- 2 法的制約の緩和についての過大解釈 81
- 3 病院事業管理者の設置は最も大きなメリット 81
- 4 独自の給与体系導入の困難 83
- 5 全部適用化の優位性 84
- 6 全部適用の限界 85
- 7 地方独立行政法人化との優劣性 86

要　約 ……………………………………………………………………… 87

第5章　経営形態の比較と選択(2)──全部適用と独立行政法人との比較

論文3　一般地方独立行政法人と地方公営企業法全部適用
　　　　──その得失の評価と選別のあり方──………………………… 89

はじめに ……………………………………………………………………… 90

I　方　法 …………………………………………………………………… 91

1 法的制約の緩和についての評価 92
2 医療の公共性と経済性の両立についての評価 92
3 持続的な存続の可能性についての評価 93

II　結　果 ………………………………………………………………… 93

- 1 地方独立行政法人制度の概要と特徴 93
- 2 一部適用、全部適用、独法の法的な比較 96
- 3 法的制約の緩和についての評価 120
- 4 医療の公共性と経済性の両立についての評価 122
- 5 持続的な存続の可能性についての評価 131

III 考察 132

- 1 法的制約の緩和 132
- 2 医療の公共性と経済性の両立 132
- 3 独法の問題点 133
- 4 自治体病院としての持続的な存続の可能性 134
- 5 経営形態の選別のあり方 135

要　約 137

第2部のまとめ 139

第3部　自治体病院の経営改革の実践

第6章 一部適用下の経営改革　——佐賀県立病院好生館——

論文4　地方公営企業法一部適用は全部適用より不利か

はじめに 146

I 対象と方法 147

II 結　果 148
 1 改革の実践と実績　149
 2 総合評価　157

III 考　察 159
 1 一部適用の法的制約　159
 2 首長などとのコミュニケーションの重要性　160
 3 一部適用で経営改革はどこまで可能か、その限界は？　161
 4 一部適用と全部適用との比較　162
 5 経営改革を行う上での一部適用の優劣性　162

要　約 163

xix　目　次

第7章 全部適用下の経営改革(1) ──大分県立病院── 165

論文5 地方公営企業法全部適用こそ医療の公共性と経済性の両立に最適の経営形態である

はじめに 166

I 対象と方法 168
1 対象 168
2 方法 168

II 結果 176
1 改革の実践と実績 176
2 中間評価 199

III 考察 200
1 全部適用化の実際の効果は相当に大きい 200
2 病院事業管理者設置の効果はなぜ大きいか 203
3 全部適用化により経営改革を達成することは十分に可能である 204
4 自治体病院の持続的存続になにが必要か 205
5 全部適用こそ自治体病院に最適の経営形態 206

第8章　全部適用下の経営改革(2)　——大分県立病院——

要　約 206

論文6　大分県立病院改革4年間のまとめ——飛躍的な黒字化達成とその要因—— 208

はじめに 209

I　対象と方法 210
 1　対　象　210
 2　方　法　210

II　結　果 211
 1　収支目標の達成状況　211
 2　繰入金の削減　213
 3　実質収支の改善　213
 4　修正医業収支比率　214
 5　全国大型自治体病院（46類似同規模病院）との比較　215

III　考　察 220
 1　飛躍的な黒字達成とその意義　220
 2　自治体病院経営の黒字化に関与する主な要素と経営の質の向上　221

xxi　目　次

- 3 大分県立病院における黒字達成の要因 222
- 4 大型自治体病院における黒字達成の方策 225
- 要　約 ……………………………………………………………… 226

第3部のまとめ ………………………………………………… 228

おわりに ……………………………………………………………… 231

参考文献 ……………………………………………………………… 237

第1部

医療機関経営の原則

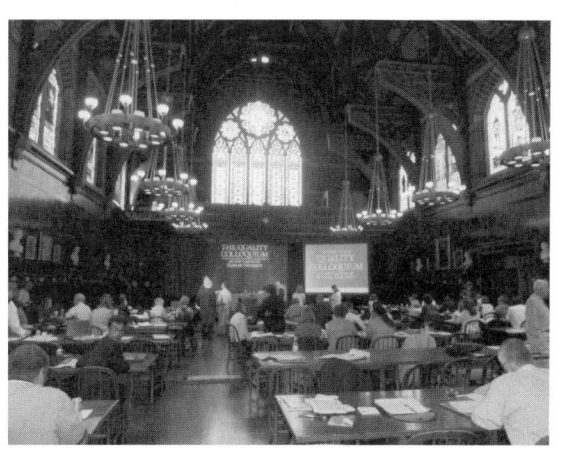

2011年8月ハーバード大学で開催された「全国医療の質コロキウム」

医療機関において経営改革を適切に行うにはどうすればよいのかについては、三つのポイントが重要と思われる。この章では、第一のポイント、即ち、医療機関における医療の質と経営の質の両方を向上させることについて取り上げる。これは、医療機関の経営をどう行うかということであり、すべての医療機関に共通する経営改革の課題である。それでは、医療機関における医療の質と経営の質を向上させるにはどうすべきであろうか。我が国では、一般に医療機関における医療の質は高いが、経営の質は必ずしも高いとは言えない。従って、医療の質と同等のレベルに経営の質を向上させる必要がある。

医療機関の経営の質を高めるためには、多くの対策が考えられる。中長期的には、我が国における医療経営学の向上と普及、医療機関経営者の育成のための教育制度の充実や経営学修士・医療経営学修士などの資格制度の整備・普及が重要と思われる。米国においては、医療経営学の研究が進んでおり、また、医療機関の経営は経営学や医療経営学の資格を持った専門家によって行われている。大学院に医療経営学修士コースなどがあり、医療経営専門家を育成するフォーマルな教育制度や資格制度が整備されている。ただ、我が国では、医療経営学を習得する体制が十分に整っているとは言えない。制度的には早くから大学医学部に病院管理学講座などが開講され、最近では社会人を対象とした医療経営・管理学講座などの大学院コースも開設されてはいるが、少数であり卒業生も限られている。また、このような医療経営学の専門教育を受けた人材を迎え入れる社会的な体制も不十分である。このため、医療機関の経営は、正式な医療経営学の教育を受けた専門家を有することなしに行われているのが現状であろう。

特に、医療機関のトップである病院長や理事長（医師）については、医療経営学を正式に習得する体制はほとんど整えられていない。

従って、当面は、医療機関のトップや医療経営従事者は、独学と経験から医療機関の経営をどう行う

べきかについて学ぶことになる。医療経営学を書物などから学ぶとともに、医療機関の経営を実際に行いその経験から学ばねばならない。そのなかで、医療機関の経営の質を向上させていかねばならない。
ここでは、このような状況のなかで、医療機関の経営をどのように行っていくべきかの原則について、著者が特に重要と思うことについて述べる。

第1章 医療機関の経営をどう行うべきか

1 米国での医療機関経営の状況

著者は、2011年8月にハーバード大学 (Harvard University) で開催された"全国医療の質コロキウム" (National Quality Colloquium ([10])) に4日間出席して、米国における医療の質向上への最新の取組みを聴講するとともに、その後トマス・ジェファーソン大学 (Thomas Jefferson University, School of Population Health) において、学部長でMBA (Master of Business Administration, 経営学修士) の資格を持ち医師であるナッシュ教授 (David B. Nash) をはじめとする22名の病院経営管理者、教授、研究者から、医療の質の研究状況について5日間にわたり説明を受ける機会を得た。同大学では、医療の質に関する研究が幅広く行われており、特に医療と経営を統合した質の追求は日本では全く見られない斬新なものであった。全体として、米国では医療について大きな問題を抱えつつも、医療機関経営の研究が幅広く進められ、経営の質向上に向けて進歩しつつあるのを感じた。

我が国では、医療の質と経営の質を分けて考える傾向があるが、米国では、医療の質を医療と経営の統合された形での質ととらえている。具体的には、医療の質の評価にはアウトカム評価が加えられていて、質の評価結果が診療報酬に反映される仕組みになっている。例えば再入院率が高い医療機関では診療報酬が減点され、その減点分はプールされてアウトカムの良い医療機関に配分されるなどである。このいわゆる"Pay for Performance"（[11]）の実施は、医療の質への関心を高めるモチベーションにつながっているようであった。

医療機関経営を適切に行うためには、トップ・マネジメントの中心となるリーダー、即ちトップは、医療機関経営の専門家として医療経営学の基本を習得する必要がある。同時に、医療の専門家として医学の基本を習得していることも求められる。米国では、医師でない医療機関経営の専門家、即ち医療経営管理者（Healthcare Administrators）が育成されており、多くはMBAの資格を持つ経営専門家が、CEO（Chief Executive Officer, 最高経営責任者）として病院経営を行っている。この場合、経営については行き届くと思われるが、医療そのものに対し十分な配慮がされているかについては懸念される。

その点について尋ねると、医師でないCEOが医療機関の経営を行うことについてはやはり問題があるようであった。CEOの下にはCMO（Chief Medical Officer, 医務部長）がいて、診療の管理に関してはCMOに任されているが、医療機関の経営には企業経営とは異なりsympathy（感情移入）が必要であることが、医師の資格を持つ経営関係者や研究者などから強調されていた。また、オバマ大統領の医療保険改革法では、Accountable Care Organization（ACOs, 責任義務化医療機関）に申請する病院（著名なほとんどの病院は申請すると考えられる）のCEOは医師でなければならないことに法定されたとのことで

第1章　医療機関の経営をどう行うべきか

あった［12］。この点が関係してか、同大学の病院長でMBAの資格を持ち医師でないCEOのルイス教授（Thomas Lewis）は、2年後に辞職すると話していた。（注：ACOsとは、メディケアの患者に互いに協力して高い質の医療を提供するために、任意で参加した医師、病院、その他の医療提供者のグループのことである）。

それでは、米国の医療経営管理者の育成システムはどうなっているのであろうか。米国では、医療機関の経営管理者を育成するフォーマルな教育システムが整備されている［13］［14］。大学院に医療経営学関連の修士コース（School of Healthcare Administration, School of Public Healthなど）があり、例えば医療経営学修士（MHA, Master of Health Administration）などの資格を取り、その後にフェローシップ制度（Administrative Fellowship）の教育制度において、大学院の経営学修士コース（School of Business Administration）で経営学を学び、インターンシップを受けてMBAの資格を取り、ついでフェローシップ制度で実地を学ぶのと同様の制度である。

ただ、米国においても、医師の病院長が医療経営学を習得するのは容易ではないようである。医師の資格を持つ病院長は2009年において4パーセント程度［15］（1935年には35パーセント）［16］であるが、その大部分はMBAやMHAの資格を持っているわけではなく、経営に関しては実地を通して独学で習得しているとのことであった。

2 医療機関経営の基本をどう習得するか

我が国においては、医療機関の経営を行う病院長は医師でなければならないため、医療に対する配慮にはあまり問題がないと考えられる。ただ、病院長の多くは、医療の専門家であっても経営の専門家ではないことに大きな問題がある。特に国・公立病院や公的病院においては、医学や医療に貢献した医師が病院長に選ばれることが多く、病院長は就任して初めて病院の経営に直面することになる。

このため、我が国においては、病院長は医療経営学などによって習得することが必要である。

しかしながら、大学院に医療経営学の関連講座が設けられるようになって未だ十数年に過ぎず、制度的に病院長が医療経営学を系統的に学ぶフォーマルなシステムはほとんど整備されていない。また、企業を対象とする経営学と異なり、医療を対象とする医療経営学では良いテキストに恵まれていない。では、どうすべきであろうか？　私見では、医療経営学の基本を習得する最も確実な方法は、企業で確立された経営学そのものを学ぶことである。この方が遠回りのようで早道である。企業の経営学を学ぶにはいろいろな方法があると思われるが、入門書としては大学経営学科などの教科書、著明な経営者の著書、病院長講習会で推薦される書籍などが良い手引きになると思われる。

医療経営管理者の教育システムについては、我が国でも大学院の医療経営・管理学講座などが創設され、医療経営・管理学修士などが輩出されるようになってきた。この中には医師の資格を有する人たちも含まれている。ただ、医療経営・管理学修士などの数は僅かであり、また、公的な資格制度が作られていないこともあり、一般社会における医療経営・管理の専門家に対する価値の認識が極めて低いのが現状である。

3 企業と医療機関の経営にかかわる用語の定義

ここで、企業と医療機関の経営にかかわる用語の定義をまとめて述べておきたい。まず、経営学は、企業（注：企業とは主として製品やサービスを生産・販売する経済的な組織であり、同時に社会ともさまざまにかかわりあう組織）の一連の活動がどのように行われているかを、つまりマネジメントの現実を研究するのを目的としている（[17]）。当初は営利企業の経営を対象としてきたが、今日では、医療機関などの非営利企業の経営学も発展している（[18]）。この意味から、医療経営学は、非営利企業としての医療機関およびその関連機関などの一連の活動がどのように行われているかを、つまり医療機関ならびにその関連機関のマネジメントの現実を研究するのを目的とするということになる。

経営とは、目的を達成するために組織をどう設計し、資源をどう効率的に配分管理し、どう人を動機づけするかという実践的知識である。ただ、企業（営利企業の場合）の経営と医療機関の経営とでは目的を異にしている。企業の経営の目的は利益を最大化することであるが、医療機関の経営の目的は、医療サービスの受給者や地域社会の健康を最大化することである（[18]）。このように企業と医療機関の経営の目的は大きく異なるが、医療機関の経営において、一般的な経営学の知見から学ぶべきところが多いのを認識しなければならない。

我が国での医療サービスの提供・消費は、基本的には医療機関、患者、保険者の間で行われているが、これに政府からさまざまな形で介入が行われている。さらに外部からマスコミ、教育研究機関、医療関連産業、禁輸機関等がステークホルダーとして関与している。このような構図を踏まえた上で、医療経営学

は、主として医療機関及び保険者の経営を取り扱うとされている（[19]）。また、医療経営学と医療管理学の区別については、医療経営学は、組織全体の中長期的なマネジメントの問題を対象とし、医療管理学は、どちらかといえば、組織の比較的細部にわたる日々の技術的マネジメント問題を多く対象とするとしている（[19]）。医療経営という語句は、これらの背景を意識した上での医療機関及び保険者の経営と捉えることができよう。この場合、当然、医療機関の経営問題が中心となる。

次に、医療、病院医療、病院などの用語の定義について整理しておく（[20]）。医は、学と術と道の三要素を持つ（[21]）とされ、医療とは、「学問的方法によって行われる道徳的実践としての医術の、社会的存在としての人間への応用」と定義されている。傷病の治療には、診療と病院医療がある。診療とは医師だけで行う診断と治療の行為であり（医の原点）、一般的にも医師行為に限定して使用されている。これに対して医療は、医師による専門的診療が中心となるが同時にそれに関連する周辺行為まで含める意味を持たせる。

医療の中に病院医療という特別の医療形態があるか否かについては議論のあるところであるが、一人の患者と一人の医師の個人的結びつきという形で行われる診療とは、明らかに異質な医療が生じていることは否定できない。専門医間の協力と看護師や医療技術者群を加えた組織医療が病院医療である。その本質（[22]）は、複合的な医療活動を組織体として行う所である。

医療機関は病院と診療所に分けられている。病院とは、概念的には傷病者が科学的で適正な入院医療を受けるために組織された医療機関であると定義される。WHOの定義（1957年）によると、「病院は社会的で医療的である組織の最も枢要な役割を果たすものであって、その機能は地域住民に治療と予防とを

総合した完全医療を提供するものでありその外来活動は家庭にいる家族にまで及ぶべきである。病院はまた医療関係従事者の訓練および生物社会学的研究の中心機関である」とされる。今日、病院の四大機能として、患者の世話（診療・看護）、医師および病院職員の教育、生物社会学的研究の推進、公衆衛生への協力が挙げられている。

4　企業経営におけるマネジメントの変遷

マネジメントとは、一般的には「協働する人々の集団の諸活動を共通の目的に導くということ」と定義されている（[17]）。企業経営においては、マネジメントとは、人々の担う諸活動を調整し、製品開発などの価値創造プロセスをいかに効率的に運営するかということになる。因みに、マネジメントの機能は、意思決定 (decision making)、組織化 (organizing)、人員配置 (staffing)、計画化 (planning)、統制 (control)、情報伝達 (communication)、指揮 (directing, leadership) などに分けられる。

企業経営におけるマネジメントの基本的思考（学説）はどのように変遷してきたのであろうか。経営学研究は100年余りの歴史を有する。経営学研究が本格的に行われ始めたのは、アメリカ社会においてであり、1900年に、テイラーはマネジメントを科学的に研究して「科学的管理法」を提唱した。フェイヨルはマネジメントの総合管理を研究した。1930年～1960年には、組織における人々の交わりを重視する「人間関係論」に移り、一方でバーナード、サイモンは近代的なマネジメント理論を提唱した。1960年代～1970年代には、人間関係論はマズローの欲求段階説を受けたマクレガーの動機づけ研究（Y理論）へと進展した。他方、企業の多角化・事業部制に伴ない、組織と外部環境とのかかわりを重

視する条件適合理論（contingency theory）が登場した。チャンドラーは、著書『経営戦略と組織』（[23]）で、企業が単一事業から複数事業へ発展するに従い、戦略を実行する組織の構造が集権的組織（職能部門組織）から分権的組織（事業部制組織）へ変化することを明らかにした。これは、環境が変化すれば、企業が取る戦略も変化し、戦略を実行する組織もそれに適合しうる形に変化することを示すものである。「組織は戦略に従う」はチャンドラーの命題と呼ばれている。

1970年代～現代においては、企業組織の巨大化によって、いかに企業を活性化させ、競争優位を構築させるかが課題となり、企業組織の創発性を強調するマネジメントがミンツバーグら [24] により提唱された。上記の条件適合理論は、企業環境に適合した戦略を立て、それを実行する計画戦略（Deliberate Strategy）を強調するものであったが、ミンツバーグらは創発戦略（Emergent Strategy）の重要性を強調した。創発戦略とは、「当初の計画とは異なり、計画の実行中に意図されない戦略の変更が行われ、実際に実現された戦略に導いていくもの」のことである（[17]）。戦略は組織の階層のトップ・レベルのみで策定されることはなく、組織を構成する人々の創造的活動によって形成される可能性があるからである。この場合、戦略策定は計画的と創発的の二本を軸とするものである。なお、創発戦略に関しては、純粋に創発的であるためには意図のない秩序の存在が必要であるとされている。

5 医療機関経営に企業経営の原則を導入する

医療機関の経営を行うにあたっては、企業において確立された経営学の基本を積極的に導入することが必要である。しかし、我が国では、経営学の専門家が医療機関の経営に本格的に関与することはほとん

11　第1章　医療機関の経営をどう行うべきか

ない。また、大学医学部にいる医療経営学や医療管理学の専門家は、研究者ではあっても多くの場合自ら医療機関の経営を実践することは稀だ。他方、医療機関の経営を実践している病院長、病院事業管理者、理事長など医療経営管理者は、前述のように必ずしも経営学の基本を習得しているわけではない。このため、経営学の原則や理論を、明確な意図の下に医療機関の経営に導入することがあまり行われていない。

これは、我が国における医療機関の経営を革新し、進歩させる上でマイナスになっていると考えられる。

このような状況を打開するには、経営学および医療経営学の研究者と医療機関の経営・管理者との間での相互協力が必要である。医療機関の経営・管理を実践している立場についていえば、まず自らが経営学の基本を習得し、ついで経営学や医療経営学の専門家と協力して、企業の経営原則を積極的に医療機関経営の現場に導入していくべきであろう。たとえば、第一線の経営学および医療経営学の経営・管理者が対等の立場で全国医療経営研究会のようなものを設立し、医療機関の経営・管理者と医療経営学の研究者が感じている医療機関経営上の最も重要な問題点を提起し、それらに対して経営学および医療経営学の研究者が、医療機関の経営について最も問題があると感じている重要事項を提起し、それらの是正策について、医療機関の経営・管理者と共に研究し明らかにする、などである。

6 医療機関経営と企業経営の違いを知る

医療機関の経営は企業（営利企業）の経営とは異なるところがあるため、その違いを知ることが必要である。一般に、企業の経営は市場メカニズムに委ねられるが、医療機関の経営は政府による一定の制約を

受けている。医療費や診療報酬は基本的には政府によりコントロールされており、他方では医療保険や税金による費用補償などの援助もされている。

それではなぜ、政府の関与や費用補償が行われるのであろうか？　アロー（[25]）は、医療の財の特殊性として、①人間の基本的ニーズであること、②必要性と費用が予測できないこと（不確実性）③患者と医師の間に情報の非対称性があることの三つを挙げている。このうちの不確実性については、そのリスクを避けるために保険が必要との考え方がされている。また、二木（[26]）は、医療のサービス財としての特性として、①消費者の無知、②競争の制限（参入制限、広告制限など）、③ニーズに基づいたサービスの特性を挙げている。このうちの競争の制限については、産業における規制として、医療圏や必要病床数の設定など国や都道府県による関与がある。

財を私的財と公共財に分けると、医療の財は私的財の要素が強く、そのままにして介入を行わないと、それだけでは十分な医療の供給が実現できない。そこで医療には、価値財という考え方が導入されている（[27]）。価値財とは、市場メカニズムを通じるだけでは社会的にみた必要量まで十分に供給（消費）されないおそれが強いため、公共福祉の立場から公的セクターが強制、説得、費用補償によって割り当てる財のことである。一般に、公的なものには政府の関与が大きくなり、私的なものには関与が小さくなるという原則がある。また、提供体制については、我が国では、公共財は公的組織で供給あるいは費用補償し、私的財は民間が供給するのが原則とされている。医療の供給は民間中心だが、医療の価値財としての公的性格から、政府の関与が費用補償としての形で行われているのである。

このような政府の関与は、医療機関の経営に大きな影響を与えることになる。ドラッカー（[9]）は、

公的機関（ドラッカーは、公共サービス組織体と呼称し、これを公営の病院・大学、行政組織、公的独占事業の三種に分けている）と企業とは何が違うかについて、支払いの受け方が違うことを指摘している。

すなわち、「企業は顧客を満足させることで支払いを受け、顧客の満足が成果と業績を保証する。これに対し、公的機関（公共サービス組織体）は多くは公租公課による収入から予算を割り当てられることで支払いを受け、成果や業績に対して支払いを受けるのではない。顧客は、本当の意味での顧客ではなく、むしろ拠出者であって、強制的に税金、保険などの形で支払いをさせられている。また、公的機関では一般に予算依存性が強いため、顧客の満足が成果と業績を必ずしも保証していない。また、公的機関では予算の獲得の方が市場メカニズムによる成果の評価よりも優先される」との趣旨を述べている。ドラッカーの指摘は、我が国においても自治体病院のような公営の医療機関において当てはまると言えるであろう。

7　医療機関経営の制約をどう克服するか

前述のように、医療機関は公共上の観点から政府などから経営上の制約を受けている。そのため、民間企業で確立された競争原理に基づく経営手法を、そのまま医療機関の経営に導入しても、必ずしも機能するとは限らない。医療機関の経営においては、何らかの手段によりそれらの制約を克服することが必要になる。その手段として次の3点が重要と思われる。

第一は、医療機関の経営においては、市場メカニズムが機能しにくいため、それに代わるものとして、医療機関自らによって成果と業績を評価するシステムを持つことである。企業の取引では市場メカニズムが機能しており、企業は顧客を満足させることで支払いを受け、顧客の満足が成果と業績を保証している。

しかし、医療においては、医療機関は医療費の予算を診療報酬という形で割り当てられることで支払いを受けており、必ずしも顧客の評価に基づく成果や業績（例えば治療成績など）に対して支払いを受けるのではない。すなわち、市場メカニズムによる成果や業績の保証がされていない。したがって、医療機関自らが、評価基準を明確に定め、評価された成果と業績に基づいて経営のあり方を判断するようにすべきである。

第二は、公的医療機関の場合にはできるだけ独立した機関が経営を行うようにすることである。最近では、国立病院が独立行政法人化し、自治体病院は独立行政法人化や公設民営化などを行いはじめた。この場合には、国や自治体とは別の法人や主体である独立行政法人や指定管理者が、概ね独立した機関として経営を行っている。また、自治体病院では、直営ではあるものの、病院事業管理者を置き経営・管理の権限の大部分を委譲する制度、すなわち地方公営企業法全部適用を採用する機関が著しく増加している。多くの場合、病院事業管理者は独立行政法人にかなり近い立場で経営を行うことができるようである。

第三は、顧客が複数の医療機関から選択できるようにすることによって、医療機関としては、医療機関の経営においても、公共性を保持するなかで競争の原理が機能するようにすることになる。この場合には、基本は、顧客が複数のサービス機関から自分が満足できる機関を選択できるということにあるが、大都市では医療機関が多いこともあり既にこのような状況が形成されている。

第2章　戦略経営の重要性

1　戦略経営の導入

　医療機関の経営に導入すべき企業の経営原則のうち、最も重要と思われるのは戦略経営である。医療機関経営に戦略経営を導入するには、どのような学習が必要であろうか。私見を述べると、導入に際して大切なことは、まず100年余りの経営学研究の歴史からマネジメントの基本的思考（学説）の変化を学び、そのなかでの戦略経営の視点の重要性を知ることである。ついで、戦略経営の基礎になっている経営戦略論の主な理論とその変化を学び、現代における経営戦略のあり方として、計画とコントロールのマネジメント（計画戦略）とともに、人々の相互作用とアイデア創出を重視した創発のマネジメント（創発戦略）について理解する必要がある［17］［28］［29］。この際大切なことは、経営戦略論に関する主要な著書を原著（多くは翻訳書が出版されている）で熟読することである。

　少なくとも10年前には、旧国立病院や自治体病院の経営には、戦略経営は意識的な形ではほとんど導入

されていなかった。日本赤十字病院や済生会病院などの公的病院や民間病院においても、導入は稀であったと思われる。私の場合には、平成12年度頃に佐賀県立病院好生館、18年度から大分県立三重病院に戦略経営を導入・実践したが、後述するように（第3章論文1）、公的機関では戦略経営が機能しにくいことや自治体病院に特有の問題点があることを克服する工夫を加えることにより、自治体病院においても戦略経営が有効であることを検証することができた［6］［7］［8］。最近では、戦略経営論のうちのSWOT分析［24］、バランス・スコアカード（BSC）などが導入されるようになってきたが、これらは戦略経営のなかの一部の方法論に過ぎない。大切なことは、戦略経営の全体としての概念を理解し、それを導入することである。

2 戦略経営とは何か

戦略とは、19世紀にクラウゼヴィッツが戦術と対比したのに始まるが、経営学でその重要性が強調され、戦略経営は一般の経営では重要な概念になっている。経営戦略には、歴史的に多様な理論があり、これらは経営戦略論と呼ばれる。一般的に、戦略経営とは何らかの経営戦略論を用いて行う経営ということができる。

戦略経営とは、「基本的には組織を環境に適切にマッチさせておく継続的・反復的なプロセス」と定義される（［28］）。環境はたえず変化しており、企業がいつも環境に対応できる体制を継続的保持してないと存続できないとの認識があるからである。

アンゾフは戦略経営の父と呼ばれ、その著書『戦略経営論』［30］で、戦略経営は「対応適用型」理

論の一つであり、「環境における複雑性が変化するに応じて、その組織が開発する計画作成／実行の用具の種類を革新する必要がある」とし、環境を積極的に監視し、環境の乱気流の水準を測定することが必要とした。

ミンツバーグ[24]は、「学問としての戦略マネジメント（戦略経営）はデザイン、プランニング、ポジショニングの3スクール（学派）に重点を置いている。一般に戦略策定、実行、コントロールなどの個別のフェーズを中心的に取り上げており、それらが段階的に実行されると捉えている。特に、コンサルティング会社、企業、政府の企画部門はそうである」との趣旨を述べたうえで、「戦略家として行動するには、（計画戦略と創発戦略などの）相反する考えを持つことと、それらを統合できることが必要」としている。

3 経営戦略論と10スクール

経営戦略とは、十川によると「一般的にはビジョンに基づいて企業の目的を達成するための手段」のことである[17]。経営戦略の定義には、時代とともに変遷がある。この分野の先駆者であるチャンドラー[23]は、「(経営)戦略とは、企業の基本的長期目標・目的の決定、とるべき行動方向の採択、これらの目標遂行に必要な資源の配分を行うこと」と述べている。計画を重視する戦略の立場では、「組織のミッションおよび目標に沿って成果を達成するためのトップマネジメントによるプランである」としている。創発戦略を提唱したミンツバーグ[24]は、戦略の五つの定義として、Plan（計画性）、Pattern（時を超えて一貫した行動をしめすもの）、Position（特定の市場における特定の製品の位置づけ）、Perspective（企業の基本的理念に関わるもの）、Ploy（策略：敵あるいは競争相手の裏をかこうとする特別な計略）をあげている。

これまでに多様な経営戦略論が提唱されてきた。このうち、次の三つのスクールは規範的性格を持ち、伝統的経営戦略論とも呼ばれている。医療機関の経営にかかわる戦略経営論としては、まずこの三つが基本として重要である。

4 伝統的経営戦略論

①デザイン・スクール（コンセプト構想プロセスとしての戦略形成）は、アンドリュース [31] によって基礎を築かれ、戦略形成の最もベーシックな考え方を提唱している。基本的には「SWOT」分析 [24] を用い、企業の内的能力の強みと弱み、企業を取り巻く外的可能性の機会と脅威を適合させるものである。ただし、責任者は戦略家である最高経営責任者（CEO）にあるとし、戦略作成と実行を分離したことにより、組織学習の考え方を阻害している。医療機関の経営でも、基本として用いることになるが、他方で組織現場からの学習により戦略の修正ができる柔軟性が必要となる。

②プランニング・スクール（形式的作成プロセスとしての戦略形成）は、形式化に重点を置き、時間軸と組織のヒエラルキーに沿って、目標、予算、運用プランを落とし込み、機械的に中長期計画、年度計画を作成するものである。トップ・マネジメントでなく、企画スタッフが主導権を持つ。ただ、形式的プランニングへの過度の依存により、状況によっては重大な問題を生じるようになっている。医療機関の経営の場合にも、機械的に細かな計画を立てることはかえって創造性を失うことになりかねず、大まかな計画

にとどめるのが良いと思われる。

③ポジショニング・スクール（分析プロセスとしての戦略形成）は、市場における企業のポジションを確立するための戦略に注目している。ポーターの著書『競争の戦略』［32］、『競争優位の戦略』［33］が有名だが、ポーターの理論は、業界構造が企業の戦略的行動に影響を与え、その結果として戦略的成果をもたらすという考え方である。従って、業界構造の分析を的確にしなければ、企業の競争戦略が的確に策定できないとするものだ。このため、分析に集中することとなり、大量のデータを計算するアナリスト（分析者）が主役となる。ただ、ミンツバーグらは、分析が統合を生むとの考えに反対し、また、学習プロセスや組織や個人の創発性を無視していることを指摘している。医療機関の経営においては、業界構造が企業の戦略的行動に影響を与えることは当然考慮しなければならないものの、医療政策との関わりが重要になる。

5 特有な視点からの戦略論

次の二つのスクールは、戦略形成のある特有な側面に注目し、特有な視点からどのように戦略が形成されていくかを示すものである。④アントレプレナー（起業家）・スクール（ビジョン創造プロセスとしての戦略形成）は、戦略を起業家精神と結び付け、戦略形成プロセスを優れたリーダーによるビジョンの創造と捉えるものである。中心となる概念は、ビジョンであり、それはリーダーの頭の中で創られ、または思い描かれている戦略の表現である［34］。ある種のイメージのようなものであり柔軟性を持つため、アントレプレナー的戦略は、計画的でありながら創発的なものとなるとされている。産業界の大物のリー

ダー達の伝記や自叙伝、偉大なリーダーの起業家的精神の本質に迫るものとしてよく読まれている。これらの書物などは、医療機関の経営にも当然有益であると思われる。⑤コグニティブ・スクール（認知プロセスとしての戦略形成）は、戦略が個人のビジョンでありうるため、認知心理学を応用しようとするものである。サイモンの研究（[35]）は、経営上の意思決定の認知に関する考え方に強い影響を与えた。

6 個人の範疇を超えた視点からの戦略論

次の四つは、戦略形成のプロセスを、個人の範疇を超えたところで捉え、他の作用や人的要素にまで考察を広げようとするものである。⑥ラーニング・スクール（創発的学習プロセスとしての戦略形成）は、戦略をはじめから一度に明確な形で表すことは不可能なので、戦略は組織が適応あるいは学習するなかで少しずつその姿を現わさなければならないとするものである。リンドブロムの「混乱状態からの脱却」の科学が先駆けとなり、クインの「変革のための戦略：論理的斬新主義」が出発点とされる。戦略形成に情報を与えるのに役立つ組織学習には、新しい動向として、野中と竹内の「知識創造としての学習」（[36]）、ハメルとプラハラードの「ダイナミック・ケイパビリティ・アプローチ」（[37]）、そして、「カオス理論」（[38]）がある。病院のように専門家集団から構成される多様な組織では、自発的行動などの経験に基づいて得られる創発戦略を形成し、それを個人及び集団の学習プロセスとして理解することが重要である。

⑦パワー・スクール（交渉プロセスとしての戦略形成）は、戦略形成においてパワー（政治や権力を含む影響力の行使）の重要性を明示する立場であり、戦略形成を、組織内で衝突するグループ間（ミクロ・

パワー）あるいは直面する外的環境（マクロ・パワー）に対して、組織自身が取る交渉のプロセスあるいは活動としてそれぞれ捉えるものである。ミクロ・パワーとは、「組織内部の個人やグループ間の、合法的あるいは非合法的活動を含む政治的な活動である」一方、マクロ・パワーとは、組織が行使するパワーで、「戦略形成時に、組織が積極的に外部環境や他の組織をコントロールしたり、もしくはそれらと協力するプロセスから、自らを有利な方向へと導くための活動を指している」。ミクロ・パワーについては、組織におけるさまざまな政治ゲームが知られているが、病院では、専門知識を誇示して権力基盤を構築する専門知識ゲームなどの多くのゲームが認められる。マクロ・パワーについては、ステークホルダー分析、戦略的画策、協力的戦略作成に関心が注がれているが、協力的戦略作成の中のネットワーク、戦略的アライアンス、戦略的ソーシング（アウトソーシング）は医療機関でも一部取り入れられている。

⑧カルチャー・スクール（集合的プロセスとしての戦略形成）は、1980年代の日本企業の成功に端を発するとされ、戦略形成を組織のカルチャー（文化・風土など）に根ざすものと捉える。カルチャーは、組織全体への強い伝統力を有すると同時に、組織として独自性を与える。そのため、組織に対して戦略的安定性をもたらす反面、戦略的な変化を促進する際に抵抗、拒否を示すことになる。自治体病院において、相異なる行政のカルチャーと病院のカルチャーが同居しており、改革に際してはトップ・マネジメントの重要な核心となるところである。本書においてもその点に触れている（[3]）。

⑨エンバイロメント・スクール（環境への反応プロセスとしての戦略形成）は、従来のリーダーシップや組織に取って替って、環境を戦略形成上の主語におく。戦略形成とは外部環境への反応プロセスであり、その中で組織に課せられた圧力を解明しよう

とする。戦略マネジメントは、最善策が一つだけあるのではなく、環境の様々な側面に起因して、時と場合によって変化するものと捉えている。発端は「条件適応理論」にさかのぼるが、ハナン、フリーマンの「組織エコロジー」では、組織の基本的な構造と特徴は、その組織が誕生してからすぐに決定されるものであり、環境が組織の適合条件を決め、その条件を満たす組織が生き残り、そうでない組織は排除されてしまうとする。自治体病院の地理的、時間的、規模的、行政的な多様性を考えると、自治体病院の経営においては参考にすべき理論のひとつと思われる。

ここに示された最後の四つのスクールは、医療機関の経営においてもかかわりが深く、特にトップ・マネジメントにおける戦略決定において考慮すべきものである。

最後に⑩コンフィギュレーション・スクール（変革プロセスとしての戦略形成）は、上記の9スクールを統合しながら、一つの方向へと調和させる枠組みを提示している［24］。各スクールに代表される考え方は、適当な時期と状況に応じて選択されることになる。

第1部のまとめ

医療機関における経営改革を適切に行うにはどのようにすればよいのかについての第1のポイントは、医療機関における医療の質と経営の質の両方を向上させることである。これは、医療機関の経営をどのように行うべきかということであり、すべての医療機関に共通する経営改革の課題である。

わが国では、一般に医療の質は高いが、経営の質は必ずしも高いとは言えない。従って、経営の質を高める

ことが重要となる。経営の質の向上のためには、医療経営学の向上と普及、トップをはじめとする医療経営管理者の育成、そのための教育制度や資格制度の充実、医療経営学研究者と医療機関経営者との密接な連携などが進められるべきである。

ただ、我が国では、医療経営管理者を育成するフォーマルな教育制度・資格制度が十分に整備されていないし、社会において資格を有する医療経営管理者に対する認知度も低い。また、医療機関のトップ、特に病院長、病院事業管理者、理事長などが、就任後に医療経営学を系統的に学ぶ機会は極めて限られている。そのため、当面は医療機関のトップや医療経営従事者は医療経営学を独学で学び実践するしかない。

医療経営学を独学で学ぶには、まずは、企業の経営学、即ち企業経営における経営学の分野で出版されている多くの専門書が参考になると思われる。

医療機関における経営の質を向上させるには、企業経営の原則を医療機関の経営に導入するとともに、医療機関経営と企業経営の違いを知って、医療機関の経営が守るべき立場を堅持しつつ、医療および経営の質を高めていかねばならない。企業の経営手法のうち戦略経営の導入は特に重要である。医療機関、中でも経営が安易に使われてている言葉であるが、大切なことは戦略経営の本質を専門書から正確に理解して、医療機関の経営に応用することである。そのためには、戦略経営の基礎的な考え方になっている多面的な経営戦略論（たとえばミンツバーグの10スクールなど［24］）の概念を理解することが必要である。

第 2 部

自治体病院の経営改革の原則

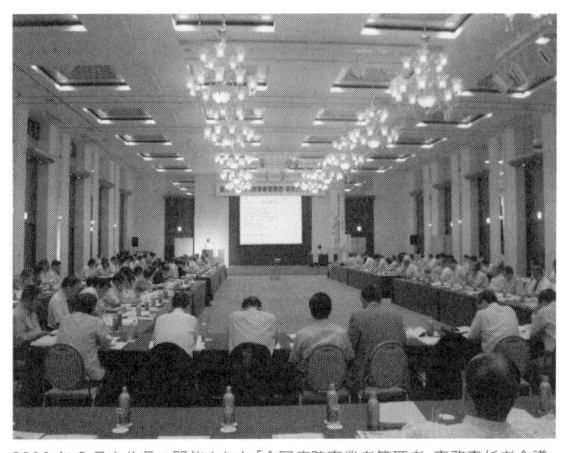

2011年8月大分県で開催された「全国病院事業者管理者・事務責任者会議」

第1部の「医療機関経営の原則」を踏まえ、ここでは、第二のポイントである、病院団体などに固有の課題の改革をどう行うべきかについて述べる。対象を自治体病院に限定するが、固有の課題の克服は自治体病院の経営改革を行う上で極めて重要である。

第2部の内容は二つに分けられる。一つは自治体病院に特有の問題点とその克服策であり、もう一つは自治体病院の代表的な三つの経営形態の比較と選択についてである。

我が国にはいくつかの病院団体があり、病院はその所属する病院団体から法的あるいはそれ以外の様々な制約を受けている。制約の状況は、病院団体によって異なるが、日本赤十字病院や済生会病院などの公的病院では比較的緩やかであり、国立病院機構は独立行政法人に移行してやや緩められたが、自治体病院では総じて最も強い。自治体病院の多くは、地方公共団体が運営する行政直営の病院であり、法的な制約が強く、特性とも言えるガバナンス構造の脆弱性、経営技術の不備、行政優位による自主性の抑制などの特有の問題点を有する。

自治体病院の経営改革を成功させるには、この自治体病院特有の問題点を克服しなければならない。まず必要なのは、ガバナンス構造の脆弱性を適正化することであるが、そのためには、自治体病院の経営形態を地方公営企業法一部適用（以下、一部適用と略す）から地方公営企業法全部適用（以下、全部適用と略す）や地方独立行政法人などに変更することが必要である。その上で、経営の不備を克服するために企業の経営手法、特に戦略経営などを導入して経営の質を向上させ、同時に、行政主導による自主性の抑制を克服するために医療者主導の病院へ転換し自律性を醸成させる必要がある。

自治体病院の経営改革で重要な鍵を握るのは、どの経営形態を選別するかである。そのために、一部適用、全部適用、地方独立行政法人について、法律的ならびに実践的な立場から詳細に比較し、それぞ

れの得失ならびに自治体病院特有の問題点と解決策について述べ、次いで、変更すべき経営形態の主要な対象である全部適用と地方独立行政法人についての得失と選別について述べる。

以下、まず自治体病院特有の問題点と解決策について述べ、次いで、変更すべき経営形態の主要な対象である全部適用と地方独立行政法人についての得失と選別について述べる。

自治体病院の使命・役割

地方公営企業法では、地方公営企業の経営の基本原則として、「公共の福祉の増進」とともに、「企業（として）の経済性を発揮」することとしている。

全国自治体病院協議会では、自治体病院の本来の使命を、「当該地域住民の医療を確保し、あわせて医師の実地教育、医療従事者の教育、医学、医術の進歩のための研究、住民の健康保持のための公衆衛生活動等を行うことによって、地域住民の福祉の増進に資すること」であるとしている。

公立病院改革ガイドラインにおいては、「公立病院をはじめとする公的医療機関の果たすべき役割は、端的に言えば、地域において提供されることが必要な医療のうち、採算性などの面から民間医療機関による提供が困難な医療を提供することにある」としている。

病院事業と地方公営企業法、地方独立行政法人法について

自治体病院の経営形態について整理しておく。地方公共団体が有する地方公営企業は、地方公営企業法の下に運営されている。地方公共団体の経営する企業のうち、地方公営企業法が定める水道事業などの大部分の事業に対し地方公営企業法の全部が適用され、この場合を地方公営企業法全部適用（全部適用）という。病院事業については、地方公営企業法の一部、即ち「財務規定」などが適用され、この場

合を地方公営企業法一部適用（一部適用）といい、地方公営企業法の全部を適用することができる。即ち、地方公共団体の選択により、病院事業は一部適用か全部適用を適用する。全部適用と一部適用とで大きく異なる点は、全部適用の病院には、「財務規定」などに加えて、「組織」に関する規定、「職員の身分取扱」に関する規定及び「雑則」規定などが適用されることである。また、一部適用の企業には、地方公営企業の業務を執行させるため、「管理者」が原則設置されるが、一部適用には設置されない。管理者は、病院事業の場合には通常は病院事業管理者、一部事務組合などの企業局については企業長と呼称される。

自治体病院は、地方独立行政法人制度や公設民営の指定管理者制度に移行することが可能となっている。地方独立行政法人制度は平成16年4月に施行され、非公務員型の一般地方独立行政法人（以下、独法と略す）、公務員型の特殊地方独立行政法人などがあり、地方公共団体とは別の法人となる。この制度は、公立病院などの地方公営企業や社会福祉事業などのうち一定のものについて、地方公共団体が直接行っている事務・事業の一定のものについて、地方公共団体とは別の法人格を持つ法人を設立し、この法人に当該事務・事業を担わせることにより、より効果的・効率的な行政サービスの提供を目指すことにある。制度の基本として、地方公共団体から法人への事前関与・統制を極力排し、事後チェックへの移行を図り、弾力的・効率的で透明性の高い運営を確保することに眼目が置かれている。

なお、国立病院は、以前は国が直接運営する病院であったが、現在は独立行政法人（非公務員型）としての国立病院機構となっている。

第3章 自治体病院特有の問題点と解決策

論文1　自治体病院の経営改革──クリティカル・ポイントはなにか──〔3〕

はじめに

自治体病院に特有の問題点として、ガバナンス構造の脆弱性、経営技術の不備、行政による自主性の抑制があげられる。その解決策としては、経営形態の変更、戦略経営など企業の経営手法の導入による経営の質の向上、医療者主導の病院への転換による自律性の醸成が重要であると考えられる。以下、この点を論じた論文1を掲示する。

自治体病院の経営は厳しく、その改革は緊急の課題となっている。総務省の「公立病院改革プラン」

[41]）も動き始めた。自治体病院が改革から取り残されてきたのは何故であろうか。

一般的には、病院の経営状態の悪化は、医療費の高騰、経済の低成長、財政状況の悪化などに起因する医療費抑制政策ならびに新臨床研修制度をきっかけとする医師不足や偏在など医療を取り巻く環境の変化によるとされている。しかし、自治体病院の場合には、これらとは別に自治体病院特有の問題点（表1）があり、これが改革を困難にしている。自治体病院の経営改革を成功させるためには、この自治体病院に特有の問題点についての改革を並行して行わなければならない。

ここでは、著者の現場での経験（[4][5][6][7][8]）を踏まえ、自治体病院特有の問題点ならびにその改革の方法について私見を述べたい。

Ⅰ 自治体病院特有の問題点

1 公共サービス組織体としての欠陥

ドラッカーは、その著書『マネジメント』（[9]）で以下の趣旨のことを述べている。「現代社会には多元的な組織体が存在しており、19世紀は企業が主要な組織体であったが、20世紀には政府機関（行政）、病院などの多くの公共サービス組織体が出現し、成長部門となっている。今や、社会は企業や公共サービス組織体などに依存している状況である。その中で、企業は、100年以上研究されてきた経営学の理論を踏まえ、経営陣により経営されており、製品やサービスの供給ならびにそれが産み出す余剰利益（富

の提供を通じて社会に貢献している。これに対し、公共サービス組織体は、管理（注：ドラッカーのいわゆる「マネジメント」）が不十分であり、その結果業績を上げていない。従って、公共サービス組織体は業績が上がるように管理する方法を学ぶ必要がある」。ドラッカーが『マネジメント』を出版して以来すでに30年以上を経過しているが、このことは、今日においてもなお重要な指摘と思われる。

この「公共サービス組織体」には、(1)戦略経営の不備、(2)予算制度の弊害などの問題点があると指摘されている。

(1) 戦略経営の不備

公共サービス組織体が業績を上げていないのは、市場メカニズムが働かないために、業績・成果に基づく戦略経営が機能しないことに起因している。企業においては、企業が製品やサービスを提供し、顧客は「欲するもの」を求めて支払うので、市場でのテストによって成果が判定される。即ち、市場メカニズムが機能している。これに対し、公共サービス組織体では、組織体が顧客に「必要なもの」を提供し、顧客は税金、強制保険などの課徴金などの形で強制的に支払わされるので、市場のテストによる成果の判定が機能しにくい。このため、業績・成果に基づく戦略経営がおろそかにされ、ひいては業績が上がらないことになる。

(2) 予算制度の弊害

予算制度の弊害とは、業績の判定が事業の成果によってではなく予算の獲得力によってなされることが

表1　自治体病院特有の問題点　　　地方公営企業法一部適用の病院の場合

問題点	要因	影響・もたらされる結果
経営技術の不備 （企業としての経営のあり方の不備）	戦略経営の不備 　（市場メカニズムが働きにくい） 予算制度の弊害 　（意図が優先され，成果の評価がされにくい）	経済性の発揮に支障
行政主導による自主性の抑制	行政と病院との性格の相違 　行政：自主性よりも画一性を必要 　病院：自主性，競争が必要 病院において行政が優位となっている。	病院における自律性の低下
ガバナンス構造の脆弱性	法的な制約 　首長に権限（財政・人事等）が集中 　院長は診療現場の権限のみ 　一貫したトップ・マネジメント体制（首長―首長事務―院長―病院事務）の困難性 　首長事務は縦割り性で分散 　責任の所在が不明確	トップマネジメントが行われにくい 柔軟で弾力的・効率的な経営を阻害

要因としては，企業（民間企業）と公共サービス組織体との相違，公共サービス組織体内での行政と病院の相違，法的制約および行政機構等が関与

生み出す弊害を意味している。公共サービス組織体においては、事業計画に基づいて予算を要求し、獲得した予算で事業を進めるが、基本的には事業計画の意図によって予算が配分されるのであり、その成果によって配分されるのではない。このため、業績の判定が、事業の成果ではなくて予算の獲得力によってなされるようになる。その結果、成果の達成に最も重要な能率や効率の向上よりも予算の獲得の方が優位となり、また、選択と集中、フィードバックによる陳腐化したものの廃止などが困難となり、戦略経営の本質が損なわれることになる。

このような公共サービス組織体の制度的障害を克服するには、その戦略経営の中に業績を志向させる仕組みと機構（目標を定め、業績評価し、フィードバックするシステム）を導入することが必要である。

上述の「公共サービス組織体」では、企業に比して経営・管理（いわゆるマネジメント）が不備であり、病院が独法化した現在、特に自治体病院において最も顕著であると思われる。民間病院や日本赤十字病院・済生会病院のような公的病院などでは、戦略経営の導入や予算制度についての制約は緩やかである。

①戦略経営の不備、②予算制度の弊害などの問題点があるとの指摘は、我が国の病院団体に限ると、国立大部分の自治体病院においては、地方公務員法・地方自治法などの法的制約や3年程度で異動する硬直化した事務職優位の慣習などもあり、一般に戦略経営の導入は容易でなく、加えて予算制度の弊害も広く認められる。自治体病院におけるこのような経営の不備は、病院職員に地方公営企業としての意識の欠如をもたらし、最終的には、地方公営企業法に記されている、公共の福祉の増進（病院事業では医療の公共性の保持）ならびに企業の経済性の発揮（病院事業では健全経営の保持）に支障をきたすことにつながっている（表1）。

（参考：自治体病院は、地域が必要とする医療を提供するなどの公共的な役割を果たすと同時に、効率的な健全経営を行うなど企業としての経済性を発揮することを求められている。ここでは、地域が必要とする医療を提供するなど自治体病院としての公共的な役割を果たすことを医療の公共性の保持と記述している）。

2 行政と病院の性格の相違

行政と病院は同じ公共サービス組織体に属しているが、両者はその組織体としての性格が著しく異なる。

ドラッカーは、公共サービス組織体を3種類に分けている（表2）。即ち、類型1：電力事業など、類型2：学校、大学、病院など、類型3：政府（行政）機関、軍隊など、である。ここでは、関連のある類型2と類型3について引用する。

まず、類型2、即ち、病院が所属する公共サービス組織体は、予算の中から支払いを受けなければならない組織体である。この組織体は、顧客の「必要なもの」を満たすためのものであり、多くはまとまった形でないと提供できない公共財を提供し、提供の仕方は強制的である。この組織体では、顧客は税金、強制保険などの形で強制的に支払わされ、組織体は予算配分の中から支払いを受けねばならなくなっている。目的は規範的であり、目的と目標は画一的である必要はない。競争が必要であるが、市場メカニズムが働かないので、「業績と成果が判定され、成果に基づいて人や予算などの資源の配分がなされるシステム（ランゲの社会主義的競争［9］）」を必要とする。また、自主性が必要であり、政府（行政）の監督や規制があっても、政府によって運営されないことが望ましい。

次に、類型3、即ち行政が所属する組織体は、統治を提供する。提供の仕方は権力を伴い強制的である。

手段が目的と同程度に重要であり、画一性が不可欠な組織体である。政府（行政）の直接管理下に置かれ、政府（行政）が直接運営しなければならない。このため、管理運営の自主性はありえず、競争は可能でも望ましくない。ただ、目標、優先順位、成果の測定という規律は必要である。

ここで重要なのは、行政という組織体では、「政府（行政）が直接運営管理し、画一性を不可欠とし、その自主性はありえず、また、競争は好ましくない」のに対し、病院という組織体では「画一的であるよりも、管理運営の自主性を維持し、また、競争することが必要なこと」である。即ち、行政と病院は、組織体の性格が著しく異なっていて、行政が「画一性よりも自主性や競争を必要とする」のに対し、病院は逆に「画一性よりも自主性や競争を必要とする」のである。この行政と病院の性格の相違は、次の問題点を生んでいる。それは、病院が持たねばならない重要な性格、即ち自主性が、行政側の方ではむしろ回避すべきことであるため、行政によって抑制されることである。この行政による自主性の抑制は、病院職員に、自律性の欠如を生むことにつながる。なお、これとは別のことであるが、自治体病院の経営が医療者よりも行政職員優位であることも、これを助長している（表1）。この問題の解決策は、直接的には、病院長のリーダーシップによって、行政による自主性の抑制を是正するように努めることである。

3 ガバナンス構造の脆弱性

自治体病院におけるガバナンス構造の問題点は、その脆弱性である。地方公営企業法一部適用（一部適用）の自治体病院においては、一貫したトップ・マネジメントによる柔軟で弾力的・効率的な経営・管理

表2　公共サービス組織体の3種とそのマネジメント

種類	1. 自然独占体	2. 予算配分の中から支払いを受けねばならない組織体	3. 統治の組織体
具体例	電話、郵便、電力などの事業	学校、大学、病院	政府機関（行政）、軍隊、警察、裁判所
特色	提供：経済財ないしはサービスを生産するが、ないしは生産するものを測定することが、独占体であるため、成果と業績に対して支払いを受けることはできない	提供：必要なものを減らすためのものをまとまった形でないと提供できない 顧客：税金、強制保険などの課徴金などの形で支払っている 目的：規範的なものとなる（ひとかどの者にするなど）、それぞれの目的とその目的を成し遂げるための方法とか画一的であるべき要はない 目標：一般的なものとなる 競争：目標の優先順位は多様である 資源の配分が業績と成果によらない 業績と評価：ランクの社会主義的競争が必要 業績と評価の判定基準を設置する必要 政府・行政の関与：最低限の判定基準を設置する政府・行政が監督し規制することについては、自主性を維持して、政府によって運営されないことが望ましい	提供：統治を提供している 顧客：税金で支払っている 目的：手段が目的と同程度に重要であり、従って画一性が不可欠な組織体 目標、優先順位、成果の測定という規律は必要 競争：競争は可能でも、あまり望ましくない 業績と評価必要 政府・行政の関与：政府・行政の直接管理下に置かれ、政府が直接運営せねばならない、直接運営の自主性はありえない
管理運営	できるだけ小さい機構にして、業績を上げるのに、何が必要か		

ドラッカーによる [15]。

が行われにくくなっている。その要因として、まず法的な制約があげられる。法律上は、病院についての財政・人事などの主要な権限は首長に集中していて、病院長には現場での診療についての権限しかない。医療は極めて専門性が高いため、経営・管理は病院長の下で行われるのが適切であるが、首長の下でされなければならなくなっているのである。もう一つは、一貫したトップ・マネジメントが機能していないことである。法的にはトップ・マネジメント体制は首長―首長事務―病院長―病院事務となっているが、首長については首長事務は本庁にあり、病院事務は病院にある。また、首長が有する財政・人事などの権限は、総務部内の財政・人事などに分散されていて、トップがすべて掌握しているわけではない。また、財政については首長事務―病院長―病院事務が主体となって決まるなど、人事異動については首長事務が主体となって決まるなど、病院長による経営・管理には多くの制約を伴う。そのため、権限と責任の不一致が生じやすい。このような状況は、病院職員に自主性の欠如をもたらし、トップ・マネジメントによる戦略経営の導入・実践を困難にし、ひいては経済性の発揮に支障をきたすことにつながっている（表1）。

島崎謙治（政策研究大学院大学、社会保障法、医療政策）教授は、その論文「公立病院のガバナンス構造と改革の本質」（[42]）で大略以下のように述べている。「経営の要諦は強いリーダーシップの下に組織の力を最大化することであるが、公立病院のガバナンスはそれにふさわしい構造になっていない（図1）。

第1に、開設者（自治体）と病院長の権限・責任の帰属がはっきりしていない。組織力を結集させるには人事と予算の権限が必要であるが、必ずしも病院長がそれを掌握しているわけではない。定数管理や人事異動の権限は本庁の人事部局が握っており、一般会計繰入をはじめ、予算やその執行については本庁の財務部局が差配するのが通例である。第2に、公立病院の場合、自治体の議会（議員）や住民も重要なステ

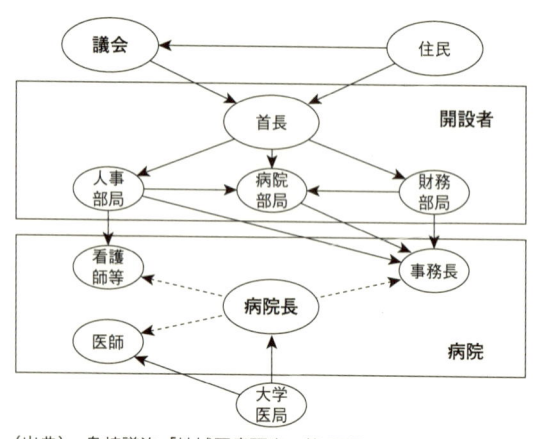

(出典) 島崎謙治「地域医療研究」第47号

図1　ガバナンス構造の問題（一部適用）

ークホルダーであり、首長や部下の公務員は病院にコミットするのは回避しようとする傾向がある。第3に、自治体内部が縦割型の組織になっており、病院経営を総合的に考え調整することができない。病院事務局は単なる取次機関であって実質的な権限を保有していないことが多い。要するに、公立病院のガバナンス構造は複雑かつ分散しており、経営の自律性が発揮しにくいどころか、権限と責任の不一致が生じやすい。これが、高コスト構造、経営戦略不在、硬直的な運営といった現象の根底にある公立病院の本質的な問題である」。これらは、現場の立場からみても極めて適切な指摘と言わねばならない。

この問題の解決策は、病院が経営形態を変えて行政機構から独立することである。一般地方独立行政法人（独法）［5］がその代表としてあげられるが、自治体の直営にとどまる地方公営企業法全部適用（全部適用）［4］［7］でも相当程度解消できると思われる。

第2部　自治体病院の経営改革の原則　38

表3　改革の基本方針と実践方法

基本方針	実践方法
ガバナンス構造の適正化	経営形態の変更
経営の質の向上	戦略経営の導入（予算制度の弊害の是正を含む）
	経営形態の変更
自律性の醸成	行政職員主導から医療者主導の病院への転換
	行政による自主性抑制の是正
	経営形態の変更
	戦略経営の導入

II　改革の方法

これまで述べてきた自治体病院特有の問題点を改革することが、自治体病院の経営改革そのものにつながる。改革の方法についての考え方を以下に述べる。

表3に、改革の基本方針と実践方法を示す。基本方針としては、①ガバナンス構造の適正化、②経営（いわゆるマネジメント）の質の向上、③自律性の醸成があげられる。実践方法としては、①ガバナンス構造の適正化については、経営形態の変更が、②経営の質の向上については、戦略経営の導入（予算制度の弊害の是正を含む）ならびに経営形態の変更が、③自律性の醸成については、行政職員主導から医療者主導の病院への転換、行政による自主性抑制の是正、経営形態の変更、戦略経営の導入があげられる。なお、経営形態の変更は、①〜③の基本方針に対して、また、戦略経営の導入は②〜③に対して、それぞれ有効である。また、経営形態の種別については、「医療の公共性の保持と経済性の発揮」の観点からは、全部適用と独法が妥当と考えられる（[4][5][6][7]）。全部適用（[7]）に変更するだけでも相当に有効であるが、独法（[5]）に変更することに

より、自治体病院特有の問題点はかなり解消される可能性がある。ただ、独法については未だ事例が少ないので、今後の検証を待たねばならない（[5]）。

1 ガバナンス構造の適正化

(1) 経営形態の変更

ガバナンス構造の適正化を行うには、経営形態を変更するのが最も有効である。一部適用から全部適用へ、または独法への移行が通常である。全部適用は直営であることに変わりないが、独法になると、地方公共団体から独立した法人になる。自治体病院の経営は、医療の公共性の保持（地方公営企業法では公共の福祉の増進）と経済性の発揮を求められているが、この二つの経営形態は、それを可能にする範疇に入るものである（[4] [5] [7]）。全部適用では、首長の持つ病院事業に関する権限が管理者は病院事業管理者、企業長などと呼称）に大幅に委譲されるが、法的制約の緩和は僅かであり、自治体病院の改革を行う上での制約は依然として大きい（[4]）。これに対し、独法では、別の法人として独立するので地方公共団体の束縛から大幅に解放される。従って、独法への経営形態の変更により、ガバナンス構造は飛躍的に適正化されると思われる（[5]）。

なお、これとは別に、経営形態の変更は、全部適用においては戦略経営の導入を容易にし（[7]）、また、独法においてはそれが義務付けられていることから（[5]）、当然、前述した経営の質の向上にも相当の効果をもたらす。また、自律性の醸成にも有効に作用する。

2　経営（マネジメント）の質の向上

経営技術の不備は、主として公共サービス組織体における戦略経営の不備や予算制度の弊害、ならびにガバナンス構造の脆弱性のもとになっている経営形態（一部適用）に起因している。従って、経営の質を向上させるには、(1)戦略経営の導入（予算制度の弊害の是正を含む）、(2)経営形態の変更を行う必要がある。ここでは重複を避けるために(1)についてのみ述べる。

(1) 戦略経営の導入

公共サービス組織体が業績を上げるためには、企業で用いられている戦略経営を導入する必要がある。企業で用いられている戦略経営は、原則として公共サービス組織体にも適用できる。ただ、公共サービス組織体においては、企業の場合と異なり、成果が市場でのテストを受けないので、その代わりに、業績を志向させる仕組みを作り、それを自らに課することが特に必要である。また、行政では一般的となっている予算至上主義、即ち予算制度の弊害から脱却することも同時に必要である。

ドラッカーは、公共サービス組織体が業績を上げるための原則を次のように述べている（表4）。「事業の目的と使命を定義し、目標を引き出し、目標の優先順位をつけ、業績についての測定尺度を決め、業績を評価してフィードバックし、目標対成果を監査する。ただし、公共サービス組織体の場合には、目的に沿えなくなっている目標、不満足な業務、非生産的な業務を明確にし、これを切り捨てるなど、成果と業績からフィードバックする仕組みを自らに課すことが必要である」[9]としている。ここが、企業で

用いられている戦略経営との重要な相違点と言えよう。

著者は、大分県立病院（[6]）（一部適用）、佐賀県立病院好生館（[7]）［8］）（経営形態：全部適用）では病院事業管理者として、また、両病院においていずれも初めて戦略経営の導入を行った。導入に当たって最も重要なことは、病院長として、基本理念、目的・使命、目標、戦略（基本方針）、中期計画の骨子までは、トップが自らの考えに基づいて自ら作成し、これらを病院に提示しなければならないことである。これはトップのなすべき仕事であるからである。これを事務職に委ねることは、特に自治体病院においては、行政機構の持つ親方日の丸主義、事なかれ主義、予算至上主義を持ち込むことにつながり、戦略経営の本質を損なうことになりかねない。ただ、一部適用の自治体病院において、病院長がこれを行うことは、相当な困難を伴う。著者の経験でも、全部適用の病院事業管理者の場合には、大きな権限と副知事格の地位が与えられていたこともあり、事務側の反発はあったもののトップダウンで戦略経営の導入を行うことができた。なお、独法の場合には中期計画の策定が理事長に義務付けられており、理事長による戦略経営の導入は当然のこととなっている（［5］）。

3 自律性の醸成

自律性の欠如は、主に次の4要因が関与していると思われる。①「ガバナンス構造」の問題、即ち病院の権限が開設者（首長）にあり、現場の病院長にはほとんどないこと、②トップダウンを必要とする戦略経営が不備なこと、③病院経営が医療者主導ではなく行政職員主導になっていること、④病院の自主性が

表4　公共サービス組織体の業績を上げるための原則

戦略経営の導入
1. 事業の目的と使命を定義する
2. 目標を引き出す
3. 目標の優先順位をつける
   ・判定基準，期限，責任者を決める，実行
4. 業績についての測定尺度を決める
5. フィードバックする
6. 目標対成果を監査する
7. 公共サービス組織体においては，
   ・目的に沿えなくなっている目標，不満足な業務，非生産的な業務を明確にし，これを切り捨てる
   ・成果と業績からフィードバックする仕組みを自らに課す*

＊公共サービス組織体に戦略経営を導入する場合には，市場テストに代わる機能として，この仕組みを自らに課すことが必要

行政によって抑制されていることなどである。従って，自律性を醸成するには，このような要因をよく認識し，トップのリーダーシップのもとに全職員の意識改革を行う必要がある。具体的な方法は，(1)行政職員主導から医療者主導の病院への転換，(2)行政による自主性抑制の是正，(3)経営形態の変更，(4)戦略経営の導入である。ここでは重複を避け，(1)～(3)について述べる。

(1) 行政職員主導から医療者主導の病院への転換

行政主導の病院の場合には，院長を補佐するトップの行政職員が，医療者の考え方を十分理解しないまま，行政で行っている様式で事務的に判断し管理する傾向があるため，事なかれ主義が支配するようになり，また，医療者には事務官にお任せの気風が生じて，むしろ医療者の自律性は低下するようである。自律性を醸成するには，医療・経営・行政の知識・経験を有するトップが，病院の医療を熟知している医療従事者の考え（医療的思考），病院の経営を熟知している経営担当者の考え（経営的思考）および行政を

熟知している行政事務官の考え（行政的思考）を十分に集め、会議などを通じてコミュニケーションを盛んにし、総合的に判断して管理することが大切である。医療的思考を尊重し任せることは、情報提供などを密にすることを合わせ行えば、全職員を喚起するし、経営的思考を尊重し任せることは、情報提供などを密にすることを合わせ行えば、全職員の病院経営に対する関心を引き起こすことにつながる。また、医療者の経営への参加を促し、なるべく医療者に権限を委譲することも大切である。最終的には、医療者がやや前面に出て、事務官は後面で支える風土を醸成することができれば理想であろう。

（2） 行政による自主性抑制の是正

同じ公共サービス組織体ではあるが、行政と病院はその性格が著しく異なっており、行政が「競争は好ましくなく、自主性よりも画一性を必要とする」のに対し、病院は「画一性よりも自主性や競争を必要とする」。そのため、行政の持つ「自主性を回避し、競争を避ける」あり方、つまり事なかれ主義が病院を支配するようになる。これは、結果として病院職員の自律性の欠如につながっている。この状況を解消するには、行政による自主性の抑制を是正するようにするとともに、病院内における自律性を尊重する雰囲気を作ることが必要である。そのためには、病院長がこの状況をよく認識し、医療・経営サイドに立つリーダーシップを発揮して、その是正に努めねばならない。基本的には、医療者の経営への参加、医療者への権限移譲などが大切である。

(3) 戦略経営の導入

戦略経営を導入し、全職員が参加して、トップダウン及びボトムアップの下に、一連の目的、目標に基づく中期計画の策定、実行、業績評価、フィードバック、成果の判定を行うことにより、病院全体の医療及び経営に対する職員の意識が高まる。自律性の醸成は、全職員、特に医師や看護師等の医療職が「自らの病院は自らの力で守る」との意識を持つことが基本である。戦略経営の導入は、この意識に直接つながるため自律性の醸成効果も大きい。

要　約

自治体病院の経営改革を成功させるには、まず特有の問題点の改革を行わなければならない。第一の問題点は、ガバナンス機構の脆弱性である。これには、経営形態が地方公営企業法一部適用であるために法的な制約が大きいこと、及び一貫したトップ・マネジメント体制が取りにくいことが起因している。第二は、経営技術の不備である。企業では戦略経営が行われていてその成果は市場メカニズムによって判定されるが、公共サービス組織体では市場メカニズムが機能しにくいため戦略経営も不備となりやすい。加えて、公共サービス組織体に見られる予算至上主義が戦略経営を損なっている。第三は、行政による自主性の抑制である。これは、一つは行政と病院の性格の相違に起因している。同じ公共サービス組織体ではあるものの、行政は自主性や競争よりは画一性を、病院は画一性よりも自主性や競争を必要としている。行政のこの性格は病院の自主性と競争を抑制する方向に働く。もう一つは、自治体病院は行政直営の病院で

第3章　自治体病院特有の問題点と解決策

あり、行政職員の意向が病院医療者に強く影響する。これらが相まって、行政主導によって病院の自主性が抑制される。

特有の問題点を改革する方法として以下が考えられる。第一は、経営形態の変更であり、これによってガバナンス構造が適正化されるだけでなく、同時に、経営の質の向上ならびに自律性の醸成される。

第二は、戦略経営などの民間の経営手法の導入である。ただ公共サービス組織体では、企業と異なり市場メカニズムが機能しにくいので、業績・成果を評価する仕組みを課す必要がある。これにより経営の質が向上するだけでなく、自律性の醸成も助長される。第三は、行政職員優位から医療者優位の病院への転換、ならびに行政による自主性抑制の是正である。これにより自律性が醸成される。以上、自治体病院の経営改革におけるクリティカル・ポイントは、自治体病院に特有の問題点を改革することであり、経営形態の変更によるガバナンス構造の適正化、戦略経営などの導入による経営の質の向上、行政職員優位から医療者優位の病院への転換、行政による自主性抑制の是正などによる自律性の醸成が重要である。

第4章 経営形態の比較と選択(1) ――一部適用と全部適用の比較――

自治体病院は、経営形態として本来は地方公営企業法一部適用（一部適用）で運営されるように法規で定められているが、必要により議会の承認を得て他の経営形態に変更することができるようになっている。地方公営企業法全部適用（全部適用）、地方独立行政法人制度、公設民営制度としての指定管理者制度などがその主なものである。

平成21年度決算において、自治体病院916病院のうち、一部適用が538病院、全部適用が322病院、地方独立行政法人が21病院、指定管理者代行制が31病院、指定管理者利用料金制が25病院となっており、うち地方独立行政法人の病院については、都道府県立14病院、指定都市立2病院と規模の大きい病院が大部分を占める〔43〕。

なお、全部適用を採用する病院が多くなったことから、全国病院事業管理者協議会が設置され、全国会議、研修会などにより、全部適用についての研究や普及活動が行われている。

経営形態をいずれに変更すべきかについては、議論の分かれるところである。一般に、一部適用では、

地方公務員法、地方自治法、地方公営企業法などによる法的制約のために経営の自由度が低い。全部適用になると、大きな権限を付与された管理者（病院事業では病院事業管理者、企業長などと呼称）が置かれ、法的制約が緩和されるが、ただその程度は僅かである。一般地方独立行政法人（独法）では、法的制約が全面的に緩和され、経営の自由度がより高まるとされているが、制度化されて間もないので、病院の持続的な存続の可能性を含めたこれからの検証が必要である。

著者は、ほぼ同規模の二つの大型（病床500床以上）自治体病院において、一方は一部適用下（佐賀県立病院好生館）において、他方は全部適用下（大分県立病院）において、それぞれ同様の手法による経営改革を実践する機会を得た。

これらの経験を踏まえながら、法律上ならびに実践上において、一部適用と全部適用とを比較したところ、全部適用では、法律上の制約の緩和は僅かであるが、病院事業管理者に大きな権限が与えられているために、実践上では一部適用に比し全部適用の方が改革にはるかに有効であることを、ある程度客観的に確認することができた。また、独法については、未だ僅かの病院にしか適用されていないことから、主として法律の観点から一部適用、全部適用、独法について詳細な比較を行った。その結果、全部適用と独法にはそれぞれ得失があり、自治体病院に共通した最適のひとつの経営形態を選別することは困難であり、各自治体病院は、その置かれている状況に応じて、より適した経営形態を選別することが求められると結論した。また、自治体病院の多様性に応じた独法、全部適用の選別のあり方についての私案を提示した。

第4章で一部適用と全部適用の比較についての論文、第5章で全部適用と独法の比較についての論文をそれぞれ提示する。

論文2　地方公営企業法全部適用による法的制約の緩和は部分的かつ僅か〔4〕

第4章では、自治体病院の法的制約が、全部適用化によって実際にどの程度緩和されるのかを明らかにすることを目的として、関係法律の条文ならびに著者が経験した一部適用及び全部適用の病院事例も踏まえ、全部適用による法的制約の緩和の程度を大まかに定量的に評価した。

はじめに

自治体病院の大部分は、地方公営企業法の下に運営され、地方公営企業法一部適用（一部適用）を受けるものと地方公営企業法全部適用（全部適用）を受けるものがあるが、一部適用は、その法的制約が大きいために、経営改革を行う上で全部適用に比して相当不利な経営形態であると考えられる〔6〕〔44〕。全国自治体病院協議会などの経営改善委員会報告書（2003年）〔44〕は、地方公営企業法の一部適用を全部適用に変更すること（全部適用化）により法的制約が緩和され、ほとんどの権限が首長から病院事業管理者に委譲されると述べ、経営改善の重要な手段の一つとして全部適用の経営形態を採用することを推奨している。しかし、全部適用化が実際に法の制約をどの程度緩和することができるか、また、その限界はどこにあるのかについては必ずしも明らかでない。また、最近（2008年論文執筆当時）になり全部

適用化の経営改善に対する効果について一部から疑問も出されている（[1]〜[45]）。本論文は、まず全部適用化が実際に法的制約の緩和をどの程度まで可能にするのかを明確にすることを目的として、まず法律的観点から関係法律の条文などに基づき全部適用と一部適用の法的制約を比較し、次いで著者が病院長を務めた佐賀県立病院好生館（経営形態：一部適用）ならびに現在（2008年論文執筆当時）病院事業管理者を務めている大分県立病院（全部適用）での経験をもとに、現場の観点も含めつつ、全部適用化の実質的なメリットについて要約し、併せて全部適用化による法的制約の緩和の程度について大まかな定量的評価を行うとともに、全部適用の有用性並びに限界などについて考察した。

I　対象と方法

対象とした自治体病院は、著者が平成10年4月から16年3月まで病院長を務めた佐賀県立病院好生館（経営形態：一部適用、病床数：551床）ならびに平成18年4月から現在（2008年論文執筆当時）まで病院事業管理者を務めている大分県立病院（同：全部適用、同：560床）である。

対象とした法律は、地方公営企業に直接関わる地方公営企業法（[41]〜[46]〜[47]）、地方公共団体として関わる地方自治法（[48]）ならびに地方公共団体として関わる地方自治法（[49]〜[50]）、地方公務員法（[51]〜[52]）、地方財政法、労働組合法（[53]）などである。

自治体病院の病院事業に関わる主な法的制約を、まず、関係する法律の条文や記載などに基づき、一部適用と全部適用とで比較した。次いで、一部適用下で病院経営改革を行う場合に特に支障となる法的制約

が全部適用化によってどのように緩和されたか、即ち、全部適用化の実質的なメリットについて、著者が経験した2病院の事例も踏まえつつ要約し、併せて全部適用による法的制約の緩和の程度を大まかに定量的に評価した。

II 結果

1 地方公営企業及び病院事業の法的位置づけ

(1) 地方公営企業と関係法

一般に地方公共団体の行政活動は、地方自治法、地方財政法、地方公務員法などの行政法、その他多くの関係する法律の規定に則して行われている。この中で、地方公営企業は、「公共の福祉の増進」とともに、「企業（として）の経済性を発揮する」ことが求められることから、地方公営企業法が適用される。
地方公営企業法は、地方公営企業の経営に関して、「地方自治法並びに地方財政法及び地方公務員法に対する特例」を定めたものである。また「企業職員の労働関係については、地方公営企業等の労働関係に関する法律の定める」ところとなっている。従って、地方公営企業は、地方公営企業法や地方公営企業などの労働関係に関する法律などの特例を受けるが、その特例条項を除けば当然に地方公共団体に適用される行政法や労働関係の基本としての労働法などの法的制約を受けることになる。

(2) 病院事業の定義

病院事業とは、医療法上は病院の施設の建設及び運営に係る事業をいうが、地方公営企業法上では定義されていない。ただ、少なくとも次の三要件を備えることが必要とされる。すなわち、①財貨またはサービスを相当の対価を得て給付するという経済行為を行うものであること、②経営に関する経費を主としてその経営に伴う収入で賄うことができるものであること、③永続的な事業体であることである。

(3) 病院事業と地方公営企業法

地方公共団体の経営する企業のうち、地方公営企業法が定める水道事業などの大部分の事業に対し地方公営企業法の全部が適用されるが、病院事業については地方公営企業法の一部、即ち財務規定などが適用される。この場合を地方公営企業法一部適用（一部適用）という。なぜ、病院事業が一部適用になっているのかについては、「病院事業は企業として能率的に運営されるべき点において、水道事業等の法定事業と同様であるが、これらの事業に比べて採算性も低く、かつ、保健衛生行政、民生行政等地方公共団体の一般行政との関係が密接であって、法定事業と若干その性格を異にするので、事業の管理組織は一般行政組織の一環として取り扱うのが適当であり、職員の身分取り扱いについても、一般の地方公務員と同様の取り扱いとすることが適当である」とされているからである。ただし、病院事業であっても条例で定めることにより、地方公営企業法の全部を適用することができる。この場合を地方公営企業法全部適用（全部適用）という。地方公営企業法の一部適用か全部適用を適用する。全部適用と一部適用とで大きく異なる点は、全部適用の病院には、「財務規定」などに加えて、「組

(4) 地方公営企業法の3規定

地方公営企業法は7章と付則からなるが、そのうち「財務」、「組織」、「職員の身分取扱」に関する規定の内容は以下の通りである。「財務」に関する規定では、特別会計の設置、経費の負担の原則、補助、出資、長期貸付、発生主義の原則に基づく企業会計方式、予算、一時借入金、決算、経理状況の報告などが定められている。「組織」に関する規定では、管理者の設置、管理者の選任及び身分取扱い、管理者の地位及び権限、管理者の担任する事務、企業管理規定の制定、事務処理のための組織の設置、企業職員(管理者の権限に属する事務の執行を補助する職員)の任免などが定められている。「職員の身分取扱」に関する規定では、企業職員について労働関係の特例、職階制、給与、他の法律の適用除外などが定められている。

2 一部適用と全部適用の法的制約の比較

地方公共団体が運営する自治体病院については、地方公営企業であるとの観点から地方公営企業法、地方公営企業法等の労働関係に関する法律による特例が設けられているものの、特例条項を除けば、当然のこととして地方公務員法、地方自治法、地方財政法などの多くの関係する行政法や労働法に基づく法的制

約を受ける。特に、一部適用の場合には、特例条項が財務規定と雑則規定に限られることから、一般の地方公共団体とほとんど変わらない多くの法的制約を受けることになる。このため、自治体病院は、一部適用と全部適用とで異なるものの、民間病院にはない多くの法的制約の下で病院運営を行い、また、経営改革を進めなければならない。病院事業は、通常は地方公営企業法の一部適用を受けるが、法的制約がやや緩和される全部適用を受けることも可能であり、最近は全部適用の病院が急激に増えている。ここでは、自治体病院の経営に関わる主な項目について、法律の条文に基づいて地方公営企業法の一部適用と全部適用における法的制約の違いを述べる（表5－①～表5－③）。なお、根拠となる法の条項については表中に記した。

(1) 管理者の設置

一部適用と全部適用の最も大きな違いは、全部適用では病院事業管理者が設置されることである。地方公共団体の首長は、病院事業の運営に関しその権限の大部分を病院事業管理者に委譲するが、両者の地位・権限及び関係は以下の通りである。

病院事業管理者の地位及び権限‥一部適用では、地方自治法に従い、首長が、「地方公営企業法の業務を含めて当該普通地方公共団体の事務を管理しこれを執行」し、「規則（業務の管理規程）の制定」を行い、「補助機関である職員を指揮監督」する。これに対し、全部適用では、首長に留保される4事項、すなわち①予算の調整、②議会への議案提出、③決算の審査・認定の付議、④過料を科すことを除いては、病院事業管理者が、「地方公営企業法の業務を執行し当該業務の執行に関し当該地方公共団体を代表」す

る。ただし、「法令に特別な定めがある場合は、この限りでない」の一項がある。また、病院事業管理者は、地方公営企業の業務に関し、「法令又は当該地方公共団体の条例若しくは規則又はその機関の定める規則に違反しない限りにおいて、業務に関し管理規程（企業管理規程）を制定する」ことができ、補助機関たる「企業職員」を「指揮監督」する（表5-①）。

なお、地方公営企業の業務執行に関する事項については、「法令又は当該地方公共団体の条例若しくは規則によりその権限に属する事項」のほか、法令または当該地方公共団体の条例、規則に明文の規定がなくとも、首長に留保されている前述の4事項を除き、すべて病院事業管理者の権限と責任において行われるべきものであるとされている。また、補助機関たる職員の指揮監督については、企業職員もまた「吏員その他の職員」であるが、地方公営企業の能率的・機動的経営を確保するため、病院事業管理者をして指揮監督させることにしたものである。因みに、指揮監督は、地方自治法第154条と同様、企業職員に対する職務上のみならず、身分上の指揮監督を言う。「指揮」とは、補助執行の方針、基準、手続などについて命じ、これを従わせることを言い、「監督」とは、補助職員の遵守すべき義務に違反しないかどうか、その職務の遂行上不適当なことはないかどうかを監視し、必要に応じて是正措置を講ずることをいう。

病院事業管理者と首長との関係：病院事業管理者と地方公共団体の首長との関係については、「当該地方公共団体の住民の福祉に重大な影響がある地方公営企業の業務の執行に関しその福祉を確保するため必要があるとき、又は当該管理者以外の地方公共団体の機関の権限に属する事務の執行と当該地方公営企業の業務の執行との間の調整を図る必要があるときは、（首長は）地方公営企業の業務の執行について必要

表5-(1) 地方公営企業法一部適用と全部適用の法的制約の比較

項目	内容	一部適用		全部適用	
		権限など	根拠法	権限など	根拠法
首長と管理者	地位及び権限	首長は、当該普通地方公共団体の事務を管理し、これを執行する	自治法148条	管理者の権限 管理者は、地方公営企業の業務を執行し、当該業務の執行に関し、当該地方公共団体を代表する	地公企法8条
	業務の管理規定の制定	首長の権限	自治法15条	管理者の権限	地公企法10条
	首長と管理者との関係 (首長の調整権)			1. 住民の福祉を確保する必要 2. 当該管理者以外の地方公共団体の機関の権限に属する事務の執行と当該地方公営企業の業務の執行との間の調整を図る必要、首長は地方公営企業の業務の執行に必要な指示をすることができる	地公企法16条
	補助職員の指揮監督	首長の権限	自治法154条	管理者の権限	地公企法15条
議会	議会への議案の提出	首長の権限	自治法149条	管理者の権限	自治法149条
	議案の作成に関する資料の作成	首長の権限	自治法149条	管理者の権限	地公企法9条
	決算を議会の認定に付する	首長の権限	自治法149条	首長の権限	自治法149条
予算など	予算の原案作成	首長の権限	自治法149条	管理者の権限	地公企法9条
	予算に関する説明書の作成	首長の権限	自治法149条	管理者の権限	地公企法9条
	予算の調製	首長の権限	自治法170条	首長の権限	自治法149条
	決算の調製	会計管理者の権限		管理者の権限	地公企法9条

組織		首長の権限（都道府県の局部・分課）条例で定める	自治法158条	管理者の権限（必要な分課）規程で定める	地公企法9条
	必要な内部組織の設置				
定数	定数の設定	条例で定める	自治法172条3項	条例で定める	自治法172条3項
	定数条例の議会提案権	首長の権限	自治法149条	首長の権限	自治法149条
	定数内での任免（配分）	首長の権限	自治法172条	管理者の権限 交流職員：主要な職員の任免には首長の同意が必要	地公企法15条
任用 (人事)	採用及び昇任	人事委員会 原則として競争試験、人事委員会の承認があれば選考による	地公法17条	人事委員会 原則として競争試験による、人事委員会の承認があれば選考による	地公法17条
	競争試験または選考	原則として人事委員会が行う 首長の権限	自治法18条 自治法172条	原則として人事委員会が行う 管理者の権限 ただし、主要職員（交流職員）には首長の同意が必要	地公法18条 地公企法15条
	任免	首長の権限	自治法172条		
	臨時的任用職員、非常勤職員	人事委員会が任免権者に包括的承認 首長の権限	地公法22条2項	人事委員会が任免権者に包括的承認 管理者の権限	地公法22条2項
	採用				
	定数管理	首長の権限		管理者の権限	

地公法：地方公務員法、自治法：地方自治法、労組法：労働組合法、地公企法：地方公営企業法、地公企労法：地方公営企業等の労働関係に関する法律全部適用での管理者：病院事業管理者、企業長など呼称

表 5-(2) 地方公営企業法一部適用と全部適用の法的制約の比較（つづき）

項目	内容	一部適用		全部適用	
		権限など	根拠法	権限など	根拠法
給与など（給付）	給与の決定原則 職務給の原則	職務と責任に応じる	地公法24条1項	職務に必要とされる技能、職務遂行の困難度及び職務の内容と責任に応じ、かつ、職員の発揮した能率が充分に考慮	地公法38条2項
	均衡の原則	・生計費 ・国及び他の地方公共団体の職員並びに民間事業の従事者の給与 ・その他の事情を考慮	地公法24条3項	・生計費 ・国及び他の地方公共団体の職員並びに民間事業の従事者の給与 ・当該地方公営企業の経営の状況 ・その他の事情を考慮	地公法38条3項
	給与条例主義	給与、勤務時間その他の勤務条件は条例で定める 給与、手当及び旅費の額並びにその支給方法は条例で定める	地公法24条6項 自治法204条3項	給与の種類及び基準は条例で定める	地公企法38条4項
給与基準	給与の種類、額、支給方法	法で規定（給料及び手当）	自治法204条	法で規定（給料及び手当）	地公企法38条
	・給料の種類 ・手当の種類	給料のみ 法で規定（限定的に列挙）、これ以外は認められない	自治法204条2項	給料のみ 条例で規定（限定的に列挙） 自治法204条2項以外でも可能（企業の実態に即して必要とされる合理	地公企法38条

第2部　自治体病院の経営改革の原則　58

		的根拠のある手当	
給与の額	条例で規定（給料表による）	自治法204条 3 項	管理者が定める（ただし労働協約に拘束される）	地公企法38条
給与の支給方法	条例で規定	自治法204条 3 項	管理者が定める（ただし労働協約に拘束される）	地公企法38条
給与の基準	条例で規定	地公法24条	条例で定める	地公企法38条 4 項
旅費				
旅費の額	条例で規定	自治法204条 3 項	管理者が定める	地公企法10条
旅費の支給方法	条例で規定	自治法204条 3 項	管理者が定める	地公企法10条
費用弁償	条例で規定	自治法203条 5 項	管理者が定める	地公企法10条

な指示をすることができる」とされている。これは首長の調整権と言われるものである（表5−①）。

(2) 議　会

　一部適用では、地方自治法に従い、議会への議案の提出、議案の作成に関する資料の作成、決算を議会の認定に付することについて、いずれも首長の権限となっている。全部適用では、議案の作成に関する資料の作成については病院事業管理者の権限であるが、議会への議案の提出および決算を議会の認定に付することについては、首長の権限となっている（表5−①）。従って、全部適用においても、議案の作成や議

表 5-3 地方公営企業法一部適用と全部適用の法的制約の比較（つづき）

項目	内容	一部適用 権限など	一部適用 根拠法	全部適用 権限など	全部適用 根拠法
労働関係（組合）	職員の行為の制限	適用しない	地公法58条	適用しない	地公企労法4条
	地公労法の適用	適用しない	地公企労法3条	適用する	地公企労法3条
	団結権	職員団体の結成あり。職員団体の維持改善を図る	地公法52条	労働組合の結成あり、労働条件の維持改善その他経済的地位の向上を図る	地公企労法5条
	目的	勤務条件の維持改善を図る	地公法52条		地公法6条
	団体交渉 交渉の対象	当局と職員団体 給与、勤務時間、その他の勤務条件。ただし、事務の管理及び運営は対象外	地公法55条	労働組合と使用者またはその団体（給与・労働時間・任免などの基準、労働安全・衛生、労働条件など）ただし、地方公営企業などの管理及び運営に関する事項は対象外	地公企労法7条
	労働契約の締結権	ない。ただし書面による協定は条件付で可	地公法55条	ある	地公法7条
	争議権	ない	地公法37条	ない 労使紛争の調停・仲裁、不当労働行為の救済などは認められている	地公企労法11条
その他	資産 取得、管理、処分	首長の権限	自治法149条	管理者の権限	地公企法8条
	契約 締結	首長の権限	自治法149条	管理者の権限	地公企法9条
	料	首長の権限	自治法149条	首長の権限	

第2部 自治体病院の経営改革の原則 60

徴収	料金または料金以外の使用料、手数料、分担金、もしくは加入金	首長の権限 自治法149条	管理者の権限 地公企法9条
借入	予算内支出のための一時借入	首長の権限 自治法235条の3	管理者の権限 地公企法9条
会計事務	出納その他	会計管理者の権限 自治法170条	管理者の権限 地公企法9条
保管	証書及び文書類	首長の権限 自治法149条	管理者の権限 地公企法9条
受領	行政庁の許可、認可、免許その他の処分で政令で定めるもの	首長の権限 自治法149条	管理者の権限 地公企法9条

会への議案の提出については、病院事業管理者にはその直接の権限はないことになる。

(3) 予算など

一部適用では、地方自治法に従い、予算の原案の設定、予算の原案の設定は会計管理者が行う。当然、病院長には予算、決算に関するこれらの権限はない。これに対し、全部適用では、予算の原案の設定、予算の説明書の作成、予算の調製、予算の説明書の作成は病院事業管理者の担当となるが、予算の調製に関しては首長の権限となっている。決算の調製は病院事業管理者の権限となる（表5-1）。ただ、地方公営企業法施行令によれば、地方公営企業の予算は、適切な経営管理を確保するため病院管理者において執行計画を定め、これに従って執行することができる（令18条1項）とされており、病院事

業管理者の裁量権がかなり認められている。また、地方公営企業法には、業務量の増加により直接必要な経費に不足が生じた場合には増加収入額の範囲内で予算を上回って支出することができる（法24条3項）こと、建設改良予算の繰越し及びすべての予算の事故繰越をする（法26条1、2項）ことが認められているが、これらは当然一部適用では認められない。

(4) 組織・定数

組織：一部適用では、地方自治法の規定により、「（首長は）」、その権限に属する事務を分掌させるために必要な内部組織を設けることができる。この場合において、当該首長の直近下位の内部組織の設置及びその分掌する事務については、条例で定めるものとする」に従う。従って、当然に病院長には内部組織を設ける権限はない。これに対し、全部適用では、病院事業管理者は、「その権限に属する事務を分掌させるために必要な分課を設けること」ができる。また、この場合、議会の承認（条例の制定）は不要であり、病院事業管理者が規程で定めればよい（表5-①）。

定数：一部適用では、地方自治法に従い、地方公共団体に職員を置き、「職員の定数は条例でこれを定める」とされている。この定数条例をはじめとする条例の議会提出権は、首長の権限となっている。当然、病院長はこれらについてなんらの権限も有しない。定数内の職員の配分に関しても首長の権限である。これに対し、全部適用では、この定数条例の議会提出権が首長の権限にあることには変わりないが、定数内の職員の配分に関しては病院事業管理者の権限となっている（表5-①）。

(5) 任用（人事）

「企業職員の任用、分限及び懲戒、服務（争議行為等の禁止に関する規定及び指定職以外の職員については政治的行為の制限に関する規定を除く）、研修及び勤務成績の評定（人事委員会の権限に関する規定を除く）、福祉等については、他の一般職に属する地方公務員と同様の取扱いを受ける」。つまり、一部適用と全部適用とで差異がない。ただ、任免については、一部適用では首長、全部適用では病院事業管理者が行う（表5-①）。

任命については、その方法は採用、昇任、降任または転任のいずれかによるが、職員の採用及び昇任は、人事委員会を置く地方公共団体にあっては原則として競争試験によるが、人事委員会の承認があれば選考による（人事委員会を置かない地方公共団体にあっては競争試験または選考による）。因みに、競争試験とは、特定の職に就けるため不特定多数の者の競争によって選抜を行う方法であり、選考とは、特定の者が特定の職に就く適格性を有するかどうかを確認する方法である。競争試験及び選考は、人事委員会を置く地方公共団体にあっては原則として人事委員会が行う（人事委員会を置かない地方公共団体にあっては任用候補者名簿を作成しその採用志望者の中から、一部適用の場合には首長が、全部適用の場合には病院事業管理者がそれぞれ決定する。つまり、原則としては、職員の採用や昇任は競争試験によるのであり、競争試験については原則として人事委員会により行われ、首長や病院事業管理者にはよらないことになっている（表5-①）。

看護師の採用は、原則的には、人事委員会の承認を得て選考により行われている。これは、「人事委員会を置く地方公共団体にあっては、多くは人事委員会の職員の採用

及び昇任は競争試験によるものとする。但し、人事委員会の承認があった場合は選考によることができる(地法公務員法17条3項)」による。また、通常は病院局などで所謂採用のための試験が行われるが、これは人事委員会が行う選考の前提となる特定の者を絞る試験にすぎず、選考はあくまでも人事委員会が行うものとする(地方公務員法18条1項)の規定による。

職員の採用には、いわゆる正規職員の採用の他に、臨時的任用と非常勤職員の任用などがある。臨時的任用とは短期間の任用であり、「人事委員会を置く地方公共団体においては、任命権者は、人事委員会規則で定めるところにより、緊急の場合、臨時の職に関する場合又は任用候補者名簿がない場合においては、人事委員会の承認を得て、六月をこえない期間で臨時的任用を行うことができる。この場合において、その任用は、人事委員会の承認を得て、六月をこえない期間で更新することができるが、再度更新できない」とある(地方公務員法22条2項)。臨時的任用については、緊急の場合、臨時の職に関する場合には、人事委員会が任命権者に包括的承認を与えている(人事委員会規則準則)。この場合、人事委員会は、個々の職員の任用の承認ではなく、職についての承認を行う。また、非常勤職員の任用とは、勤務形態が常態でないもの、すなわち「一般的には1週間の正規の勤務時間が一般の職員の四分の三以下である」場合を指すとされている。

臨時的任用職員の採用については、人事委員会が任命権者に包括的承認を与えていることから、事実上任命権者に委任されていると解釈されている。非常勤職員の採用については、人事委員会にかかわりなく任命権者の権限となっている。従って、一部適用では首長に、全部適用では病院事業管理者に、それぞれ

その採用は委任されることになる。また、いずれの場合も定数の制限はなく、委任されていることになる（表5-①）。

(6) 給　与

地方公共団体の一般職員の給与の決定原則は、職務給の原則、均衡の原則、給与条例主義に則っており、一部適用の場合も同様であるが、全部適用の場合の企業職員（全部適用の場合の地方公務員）については、これとともに企業としての経済性の発揮も考慮されている。すなわち、職務給の原則については、一般職員は「職務と責任に応じる」とされているが、企業職員では「職務に必要とされる技能、職務遂行の困難度等職務の内容と責任に応じ、かつ、職員の発揮した能率が充分に考慮される」となっている。均衡の原則では、一般職員は「生計費、国及び他の地方公共団体の職員並びに民間事業の従事者の給与、その他の事情」を考慮するとされているが、企業職員には、さらに「当該地方公営企業の経営の状況」の一項が加えられている。給与条例主義では、一般職員は一貫して「条例で定める」とされているが、企業職員では、「給与の種類及び基準は条例で定める」とし、他はその限りではない。即ち、一般職員では給与の種類の範囲は地方自治法に法定され、給与の額及び支給方法、給与の基準は条例で定めることとされ、その権限は条例を提案できる首長にあるが、勿論議会の承認を必要とする。当然、病院長には給与に関してなんらの権限もない。これに対し、全部適用の場合、即ち企業職員については、給与の種類と基準を条例で定めなければならないとされ、給与の額及び支給方法については条例で規定することを要せず、病院事業管理者がこれを定めることができる。ただし、病院事業管理者と労働組合との間に労働協約がある場合には、

65　第4章　経営形態の比較と選択(1)

病院事業管理者は管理規程の制定などに当たってその労働協定に拘束される（表5-②）。

給与の種類は、一般職員、企業職員ともに、給与は「給料及び手当」と法定されている。このうち、給料の種類は給料のみであるが、手当については、一般職員ではその種類が地方自治法に限定的に列挙され、これ以外の手当を認めていないが、企業職員については、企業の特殊性格に基づき、職員の能率向上を図るための手当など企業の実態に即した手当の設立が必要になる場合も考えられるので、企業職員の手当の種類を限定せず、地方公共団体の条例にその決定を委ねている（表5-②）。

旅費などについては、一般職員では、費用弁償及び旅費の額、支給方法は条例で定めなければならないが、企業職員の場合には、地方自治法203条及び204条の特例規定があり、企業職員の費用弁償及び旅費の額、支給方法は、病院事業管理者限りで定めることができると解されている（表5-②）。

(7) 労働関係（組合）

地方公務員の場合には、地方公務員法に則り職員団体の結成が認められているが、地方公共団体の経営する企業のうち地方公営企業法の全部が適用される企業の職員には、地方公営企業などの労働関係に関する法律に則り労働組合の結成が認められている。ただ、上述のように、同じ地方公営企業であっても病院事業は異なった扱いを受けており、地方公営企業法の一部が適用される通常の病院事業には、一般の地方公務員と同じく地方公務員法の職員団体の結成しか認められないが、全部適用になると、地方公営企業等の労働関係に関する法律が適用され、労働組合の結成が認められる。

一部適用の企業職員は、一般の地方公務員と同じく、労働組合法、労働関係調整法及び最低賃金法の規

定は適用されず、地方公務員法に則り職員団体を結成する。職員団体とは、「職員がその勤務条件の維持改善を目的として組織する団体」であり、地方公共団体の当局との交渉は、「職員の給与、勤務時間その他の勤務条件に関し、及びこれに付帯して、社交的又は厚生的活動を含む適法な活動に係る事項」に関して行われる。ただし、地方公共団体の事務の管理及び運営に関する事項は交渉の対象とならない。両者の交渉は、団体協約を締結する権利を含まないが、書面による協定は条件付で結ぶことができる。争議行為は認められない（表5-③）。

全部適用になると、地方公営企業等の労働関係に関する法律が適用されるため、企業職員は「労働組合を結成すること」、または「これに加入すること」（団結権）が認められ、給与・労働時間など、任免などの基準、労働安全・衛生、労働条件などについては、「団体交渉の対象とし、労働協約を締結する」ことができる。ただし、「地方公営企業等の管理及び運営に関する事項は対象とすることができない」。争議行為は禁止されているが、労使紛争の調停・仲裁、不当労働行為の救済などは認められている（表5-③）。

(8) その他

一部適用では、以下の事項は首長の権限であるが、全部適用になると病院事業管理者の権限となる。即ち、資産の取得・管理・処分、契約の締結、料金または料金以外の使用料、手数料、分担金もしくは加入金の徴収、予算内支出のための一時借入、証書及び文書類の保管、行政庁の許可・認可・免許その他の処分で政令で定めるものを受けることである。なお、出納その他の会計事務の実施は、会計管理者の権限から病院事業管理者の権限へと移る（表5-③）。

67　第4章　経営形態の比較と選択(1)

このほか、地方公営企業法令の中で具体的に規定されているものとして以下がある。①地方公営企業の予算は、適切な経営管理を確保するため病院事業管理者において執行計画を定め、これに従って執行することができる（令18条1項）、業務量の増加により直接必要な経費に不足が生じた場合には増加収入額の範囲内で予算を上回って支出することができる（法24条3項）、また、建設改良予算の繰り越し及びすべての予算の事故繰越をすることが認められていること（法26条1、2項）、②地方公営企業の出納取扱金融機関及び収納取扱金融機関に対する公金の収納、または支払い事務の状況の検査及び検査の結果に基づき必要な措置の要求（令22条の5の1、2項）、監査委員に対しこのような事項について監査を求めることができること（法27条2項）、③地方公営企業の用に供する資産の目的外使用をさせる場合の使用料については、地方自治法では条例で定めるべきとされるが、適時、的確な判断により病院事業管理者限りで定めることができること（法33条3項）、④企業職員が当該地方公共団体に損害を与えたと認めるときは、監査委員の監査とその決定に基づき賠償を命ずるものとされていることである。

3 全部適用化の実質的なメリット

ここでは、病院の経営改革を行う上での重要な項目に関し、全部適用化によりどのような実質的メリットが得られるかについて要約し、併せて著者の2病院での経験事例を付記する（表6‒①〜表6‒②）。

(1) 病院事業管理者の設置

病院事業管理者は、首長に代わって、地方公営企業の業務を執行し、当該業務の執行に関し当該地方公

共団体を代表し、職員の指揮監督を行うことになり、また、管理規程の制定も病院事業管理者の権限に移される。このことから、たとえば病院事業管理者主導によるトップ・マネジメント体制の構築、戦略経営の導入、中期事業計画の作成、PDCAの実践など民間企業の経営手法の本格的な導入が容易となり、経済性の発揮がより可能となった。ただ、首長の調整権は、実際には重要事項のほぼ全面に及ぶため、病院経営に即した管理を行う上での制約となっている（表6–①）。

(2) 議　会

全部適用になると、議案の作成に関する資料の作成は病院事業管理者の権限となるが、議会への議案の提出については首長の権限にとどまる。従って、病院経営に即した議案作成に関与はできても議案提案はできないなど実質はほとんど一部適用と変わらない。ただ、全部適用になると、病院事業管理者は、首長執行部の一員として、病院事業に関しては、首長に代わって直接議会対応を行わねばならないことから、議会に対する責務とともに発言の機会が増大し、中期事業計画や収支改善目標など病院事業について直接間接に議員並びに住民の理解を得る機会が増大した（表6–①）。

(3) 予算など

予算の原案作成及び予算に関する説明書の作成の権限は、首長から病院事業管理者に変わるが、予算の調製は首長の権限にとどまり、病院事業管理者の権限外である。これにより、病院経営に即した予算原案

表6-① 全部適用化の実質的なメリットについて

		全部適用前（一部適用）	全部適用後	評価（メリットなど）
管理者	管理者の責任者	首長の権限。地方公共団体の事務を管理しこれを執行	管理者の権限。地方公営企業法の業務を執行し、当該地方公共団体に関し当該業務の執行に関し当該地方公共団体を代表	企業としてのトップ・マネジメント体制の構築など民間経営手法の本格的導入が容易となり、経済性の発揮がより可能となった。
	管理規定の制定	首長の権限	管理者の権限	病院経営に即した管理規程の作成がより可能となった。
	職員の指揮監督	首長の権限	管理者の権限	病院経営に即した職員の指揮監督がより可能となった。
	首長の調整権	―	あり	首長の調整権はほぼ全面に及ぶため、病院経営に即した管理を行う上で制約となっている。
議会	議案作成に関する資料作成	首長の権限	管理者の権限	病院経営に即した議案作成に関与できるが、議案提案はできないため、実質はほとんど変わらない。
	議会への議案の提出	首長の権限	首長の権限	
	議会対応	首長の権限	首長の権限	病院事業についての議会対応は管理者の担当となる。
予算	予算の原案作成	首長の権限	管理者の権限	病院経営に即した予算原案の作成が可能となるが、一般会計繰入があることから結局全面協議が求められ、なお大きな制約となっている。
	予算の調製	首長の権限	首長の権限	

組織	内部組織の設置	首長の権限	管理者の権限	看護師副院長ポストや企画部門など新規部門の新設など、病院経営に即した組織作成が実質可能となった。
定数	定数条例の議会提案権	首長の権限	首長の権限	地方公務員削減方針の影響を受け、病院経営に即した定数の増加が依然として困難となっている。
	定数内での任免（配分）	首長の権限	管理者の権限	病院経営に即した部門、診療科間の職員再配分が実質可能となった。
任用（人事）	採用及び昇任	人事委員会が実施する。ただし、原則として競争試験による。ただし、人事委員会が定める職については選考によることができる。	同じ	特に変わりとなったため、病院経営に即した採用及び昇任を行う上で大きな制約となっている。ただ、看護師などの病院独自の職種は、人事委員会の承認を得て、選考のための前職局の試験として病院局で実施できるようになった。
	任用	首長の権限	企業職員：管理者の権限 ただし、主要職員（交流職員）には首長の同意が必要	管理者の権限となったが、主要職員（主な交流職員）については首長の総合調整を受ける。主な交流職員の人事異動には、首長部局の権限が強く残存している現実があり、病院経営に即しない人事もあり、大きな制約となっている。ただ、「全適実施を機に、病院改革を成功させる」との共通認識のもと、首長部局から、承認、異動、認定に最大限の協力を得ている。
	臨時職員、非常勤職員	人事委員会が組織の長に委任	人事委員会が組織の長に委任	実質、管理者のもとでの採用が可能となる。病院経営に即した人事が実質可能となった。

全部適用後の管理者：病院事業管理者、企業長などと呼称

71　第4章　経営形態の比較と選択(1)

表6-(2) 全部適用化の実質的なメリットについて（つづき）

		全部適用前（一部適用）	全部適用に伴う変更 全部適用後	評価（メリットなど）
任用（人事）	定数管理	首長の権限（人事担当）	管理者の権限	
	採用	首長の権限（専門職は部局、事務職は人事で採用）	・生計費 ・国及び他の地方公共団体の職員並びに民間事業の従事者の給与 ・その他の事情を考慮	管理者は、人事院や人事委員会のような給与調査機能を有しないため、給与決定原則にある事項などを評価することが能力的に困難であり、このため独自の給与制度を作ることは事実上困難とされる。ただし、経営の状況の評価はある程度可能であり、手当等について、経営の状況に即して定めることが可能となった。その他の事情を考慮し、勤務時間を給与を定めること、勤務手当を定めることは可能
給与等（給付）	決定原則	・生計費 ・国及び他の地方公共団体の職員並びに民間事業の従事者の給与 ・その他の事情を考慮	・当該地方公営企業経営の状況 ・その他の事情を考慮 管理者の権限	
	給与の種類及び基準の条例制定	首長の権限	なし	また、企業の実態に即して必要とされる合理的根拠のある手当、管理者が率先してあるいは例で設けることも可能である。たとえば、支給方法を定めることも可能
	人事委員会の勧告	ある	なし	
	独自の給与制度	決定原則に反しない限り可能 実際には評価が能力的に困難	決定原則に反しない限り可能 経営の状況の評価はある程度可能	
労働関係（組合）	団結権	ある。職員団体を結成する。対象は、給与、勤務時間、その他の勤務条件。事務の管理及び運営は対象外	ある。労働組合を結成する。対象は、労働条件その他。地方公営企業その他、地方公共団体の管理及び運営に関する事項は対象外	法令的な位置づけに違いはあるが、実質的にはそれほど違いはない。ただし、職員団体及び労働組合の影響力は、地域により違いがある。
	団体交渉権			

労働協約の締結権	争議権
ない。ただし、書面による協定はある条件付で可	ない

＊ただし、規模の大きい都道府県では評価機能を備えているため可能な場合がある。

の作成がかなり可能となったが、自治体病院には一般会計繰入があることから、繰入を含めた予算全体に対して全面協議が求められるため、病院経営に即した予算を作成する上でなお大きな制約となっている。決算の調整については、会計管理者の権限から病院事業管理者の権限に変わるが、特に影響はない（表6－①）。

(4) 組織・定数

組織：一部適用の場合には、内部組織の設置（都道府県の局部・分課）は、首長の権限であり、条例、規則で定めなければならないが、全部適用になると、必要な分課の設置は病院事業管理者の権限となり、規程で定めればよいことに変わる。これにより、看護師の副院長ポストの新設や企画部門、情報システム管理室などの新規部門の新設などが病院事業管理者の自由裁量となり、病院経営に即した組織の作成が実質可能となった（表6－①）。

定数：全部適用になっても、定数の設定は条例で定めることになっており、定数条例の議会提案権は首長の権限であることには変わりない。このため、国並びに大分県の地方公務員削減方針の影響を受け、たとえば、7：1看護体制の導入など、病院経営に即した定数の増加が依然として困難となっていて、医療

の質向上及び経済性の発揮を妨げる大きな制約となっている。

定数内での任免（配分）は、全部適用になると首長から病院事業管理者の権限に変わる。これは、病院事業管理者が、各部門の職員の配置数を、診療や経営状況などに応じて病院、部門、診療科間で自由に配分しなおすことができるようになることを意味している。具体的には、2県立病院間での看護師や理学療法士の異動、病院局と病院間の事務職員の異動など、病院、部門、診療科間の定数内での職員再配分が実質可能となり、病院経営に即した迅速で柔軟な人事配置を行えるようになった。

ただし、主要な職員（多くは首長部局より派遣される交流職員）の任免には、首長の同意が必要である。交流職員は、薬剤師、放射線技師、検査技師、事務職員など病院職員のかなりの数を占めるが、たとえば、病院薬剤部などの技術部門の部長職は、某首長部局の出世コースの最終ポストとしての慣例があるなど、首長部局の都合で動いてきた経緯があった。全部適用になってからは、協議により理解は得られつつあるが、病院経営に即した経営を行う上でなお制約がある（表6-①）。

(5) **任用（人事）**

職員の採用及び昇任については、一部適用、全部適用に関わりなく、人事委員会が行い、原則として競争試験によるが、人事委員会の承認があれば選考による。また、競争試験または選考は原則として人事委員会が行う。従って、全部適用になっても特に変わりないため、人事委員会が行うこの方式は、病院経営に即した採用及び昇任を行う上で依然として大きな制約となっている。ただ、看護師などの病院独自職種は、人事委員会の承認を得て、選考のための試験として病院局が独自に実施できるようになった。

職員の任免については、一部適用では首長の権限であるが、全部適用になると病院事業管理者の権限に変わる。ただし、主要職員(具体的には首長部局から派遣される主な交流職員)の任免については首長の同意が必要となる。このため、病院事業管理者の権限となったとはいえ、主要職員(主な交流職員)については首長の総合調整を受けることになる。ただ、交流職員の人事異動には、首長部局の権限が強く残存している現実があり、病院経営に即しない人事もあり、大きな制約となっている。しかし、「全部適用を機に病院改革を成功させる」との共通認識のもと、首長部局から、承認、異動、ポスト新設に最大限の協力を得てはいる。

臨時的任用職員については、人事委員会が任命権者に包括的承認を与え、また、非常勤職員は任命権者に委ねられているため、一部適用では、採用並びに定数管理とも首長の権限であるが、全部適用では、採用並びに定数管理とも病院事業管理者の権限に変わる。従って、実質的には病院事業管理者のもとでの採用となり、臨時的任用職員及び非常勤職員に関しては、病院経営に即した人事が実質的に可能となった(表6-①)。

⑹ 給 与

給与の決定原則のうちの、職務給の原則は、一部適用では「職務と責任に応じる」とあるが、全部適用では「職務に必要とされる技能、職務遂行の困難度など職務の内容と責任に応じ、かつ、職員の発揮した能率が充分に考慮される」となり、企業としての経済性の発揮に配慮されている。均衡の原則では、一部適用では「生計費、国及び他の地方公共団体の職員並びに民間事業の従事者の給与、その他の事情」を考

このように、全部適用ではさらに「当該地方公営企業の経営の状況」の一項が加えられている。このように、全部適用では経済性の発揮についての総論的な配慮がなされているが、実際には病院事業管理者が、給与の均衡の原則にある「生計費、国及び他の地方公共団体の職員並びに民間事業の従事者の給与、その他の事情」の3項目を評価する機能を制度的に備えていないことが多いために、その権限を行使することは能力的に相当に困難である（ただし、規模の大きい都道府県では評価機能を備えているため可能な場合がある）。

給与については種類、額、支給方法及び基準の規定に分けられる。給与の種類は、法で給料及び手当と規定されている。このうち給料の種類は給料のみであるが、手当の種類は、一部適用では法で限定的に列挙して規定しこれ以外は認められないようになっているが、全部適用では、手当の種類は条例で規定することとされ、企業性の発揮に一定程度の裁量が認められている。また、給与の額、給与の支給方法、給与の基準は、一部適用の場合には、いずれも条例で規定すると定められているが、全部適用では、このうちの給与の額及び給与の支給方法については病院事業管理者が定めることになり、やはり裁量が認められている。給与の額のうち、給料の額については均衡の原則から変えることは能力的に困難であるが、手当については、病院事業管理者が「当該地方公営企業の経営の状況」を直接評価することができることから、その評価に基づいて手当の種類や額を変えることは可能である。このためには、経営状況の把握や能力主義の導入などがなされる必要があるが、この部分は全部適用化のメリットと言えよう。

旅費などについては、全部適用では、一部適用では、旅費の額、旅費の支給方法、費用弁償は条例で規定すると定められているが、全部適用では、いずれも病院事業管理者が定めるとなっている。企業性の発揮に基づいての

支給につなげることは可能であろう。

人事委員会の勧告については、一部適用の場合は勧告対象となるが、全部適用になると勧告対象とはならなくなる。ただ、全部適用になっても、実際には、人事院や人事委員会の勧告に準じているのが一般的であり、事実、特殊勤務手当を国の基準にあわせる適正化を行うことができたなど、人事院勧告に準じることも一定のメリットがある（表6−②）。

(7) 労働関係（組合）

一部適用では、団結権があり、職員団体を結成でき、団体交渉権があるが、交渉の対象は、給与、勤務時間、その他の勤務条件に限られ、事務の管理及び運営は対象外となっている。労働協約の締結権はないが、書面による協定は条件付で可である。全部適用になると、労働組合を結成でき、団体交渉の対象は、労働条件その他となります。地方公営企業などの管理及び運営に関する事項は対象外であり、労働協約の締結権はある。争議権はない。一部適用と全部適用で、労働関係の法的な位置づけに違いはあるが、病院職員組合が病院労働組合となっても、実際には旧職員組合連合と連合体を形成するなどして旧職員組合連合に依存する傾向が強く、実質的にはそれほど違いはない。ただし、職員団体及び労働組合の影響力は、いずれも地域により違いがある（表6−②）。

4　全部適用による法的制約緩和の定量的評価

自治体病院の経営改革を行う上での重要な項目について、病院を直接管理する者からみた、地方公営企

表7 法的制約*とその緩和の定量的評価

項目	事項	法的制約の程度 一部適用		法的制約の程度 全部適用		緩和の程度	
管理	管理規定の制定	3	平均 3	1	平均 1	2	平均 2
	職員の指揮監督	3		1		2	
議会	議案作成に関する資料作成	3	3	2	3	1	0
	議会への議案の提出	3		3		0	
予算	予算の原案作成	3	3	2	2	1	1
	予算の調製	3		3		0	
組織	内部組織の設置	3	3	0	0	3	3
定数	定数条例の議会提案権	3	3	2	2	1	2
	定数内での任免（配分）	3		3		0	
人事	採用及び昇任	3	3	2	2	1	1
	任用	3		3		0	
	臨時職員，非常勤職員	3		0		3	
給与	決定原則	3	3	2	2	1	1
	給与の種類及び基準の条例制定	3		2		1	
	独自の給与制度	3		3		0	

＊法的制約：ここでは病院を直接管理する立場の者（一部適用では病院長，全部適用では病院事業管理者）からみた法的制約のこと

法的制約の程度　3：高度，2：中等度，1：軽度，0：なし〜ほとんどなし
法的制約の緩和の程度　3：大，2：中，1：小，0：零〜ほとんど零

業法一部適用と全部適用における法的制約の程度並びに全部適用化による法的制約の緩和の程度について，おおまかな定量的評価を行った。病院を直接管理する者とは，一部適用では病院長，全部適用では病院事業管理者としたが，この場合の病院事業管理者は，病院長とともに病院内の医療及び経営についての理解を共有していることが前提となる。評価の方法であるが，法的制約は，病院を直接管理する立場の者からみた法的制約のことと定義した。法的制約の程度は，3：高度，2：中等度，1：軽度，0：なし〜ほとんどなしの4段階に，法的制約の緩和の程度は，3：大，2：中，1：小，0：零〜ほとんど零の4段階にそれぞれ

分けた。

表7に示すように、管理、議会、予算、組織、定数、人事及び給与の7項目の中の15事項について評価すると、一部適用の場合にはいずれも首長の権限となっているので、病院長から見ると法的制約は表7の通りすべて3となる。

これに対して、全部適用の場合には、組織の中の「内部組織の設置」、「定数内での任免」、「臨時職員及び非常勤職員の採用・定数管理」については、病院事業管理者の権限となり、病院事業管理者からみれば、法的制約の程度は「ほとんどなし」（即ち0）になる。これらの事項については、全部適用化による法的制約の緩和の程度は「大」（即ち3）と判定される。同様に、「管理規定の制定」、「職員の指揮監督」については、全部適用の場合には、法的制約の緩和の程度は「中」（即ち2）である。「議案作成に関する資料作成」、「予算の原案作成」、「採用及び昇任」、「給与の決定原則」（即ち2）となり、全部適用化による法的制約の緩和の程度は「軽度」（即ち1）となり、全部適用化による法的制約の緩和の程度は「小」（即ち1）である。

また、「議会への議案の提出」、「予算の調製」、「定数条例の議会提案権」、「任用」、「独自の給与制度」は、全部適用の場合でも、法的制約の程度は「高度」（即ち3）であり、全部適用化による法的制約の緩和の程度は「零～ほぼ零」（即ち0）になる。また、項目毎に各事項の点数の平均値を取ると、緩和の程度が大（即ち3）は組織、中（即ち2）は管理、定数、小（即ち1）は予算、人事、給与、ほとんど零（即ち0）は議会となった。

III 考察

1 全部適用化による法的制約の緩和は部分的かつ僅か

一部適用の下で自治体病院の経営改革を行う場合に支障となっている法的制約が、全部適用化されるとどの程度緩和されるかについて、自らの経験も参考にしつつ大まかな定量的評価を行った。自治体病院の経営改革を行う場合には、管理、議会、予算、組織、定数、人事、給与及び組合などが重要な項目として関与するが、このうち組合を除く7項目の中から、一部適用の下で法的制約を受ける15事項を選んだ。その結果、法的制約の緩和の程度が大であるのは、「内部組織の設置」、「定数内での任免」、「臨時職員及び非常勤職員の採用・定数管理」、中は、「管理規定の制定」、「職員の指揮監督」、小は、「議案作成に関する資料作成」、「予算の原案作成」、「採用及び昇任」、「給与の決定原則」、「給与の種類及び基準の条例制定」、「任用」、「独自の給与制度」であった。これを、上記の7項目の範疇でみると、法的制約の緩和の程度は、組織が大、管理、定数が中、予算、人事、給与が小、議会がほとんど零となった。即ち、法的制約が相当程度緩和されたのは、ほとんど零は、「議会への議案の提出」、「予算の調製」、「定数条例の議会提案権」、議会、予算、人事、給与については緩和の程度は僅かであった。従って、自らの経験も参考にしたこの評価結果からは、全部適用化による法的制約の緩和は、範囲が部分的であり、かつ程度も一部を除き僅かであると結論される。

2 法的制約の緩和についての過大解釈

前述したように、全国自治体病院協議会などの経営改善委員会報告書（[44]）は、「地方公営企業法を全部適用すると、予算原案の作成、内部組織の設置、職員の任免、給与等の取扱い、資産の取得、労働協約の締結など、ほとんどの権限が首長から管理者に委譲されることである」と述べている。しかし、今回、法律の条文などに基づき詳細に検討してみると、全部適用化による法的制約緩和の範囲は部分的であり、かつ、程度も一部を除き僅かであった。また、実際に一部適用と全部適用とを確認するものであった。従って、経営改善委員会報告書の「法的制約が緩和され、ほとんどの権限が首長から管理者に委譲される」との記述は、全部適用化による法的制約の緩和を、法律の条文などよりもやや過大に解釈していると考えられる。著者も、同委員会のメンバーの一人であったので、当時は全部適用を未経験であったとはいえ、この過大解釈を反省しているが、全部適用についてのより正確な理解が必要と思われる。

3 病院事業管理者の設置は最も大きなメリット

全部適用化の最も大きなメリットは、なんと言っても病院事業管理者が新たに設置され、首長から病院事業管理者に対して病院事業の管理についての権限を、相当高いハードルの条件付の下ではあるが、一定程度委譲されることである。一般に、行政組織における病院事業管理者のランク付けは、たとえば県庁の場合では副知事格の特別職であり、福祉保健部など各部局のトップである部長よりも上のランクとみなさ

れている。このことは、通常であれば、病院事業管理者の意向というものは、県庁内及び病院内でそれだけの重みをもって受けとめられることを意味している。ひるがえって、一部適用の場合には、病院は医務課などに所属し、病院長は医務課などを統括する福祉保健部長の部下の立場にあるのであり、組織における病院事業管理者と病院長の位置づけの違いは極めて大きい。病院事業管理者は、このように高い位置づけを与えられているのであり、その立場を生かしていけば、法的制約の中での権限発揮は充分に可能となっていると思われる。仮に、病院事業管理者が医療、経営及び行政の3領域に通じていて、かつ、その権限の行使が実際に許容されれば、病院事業管理者は経営改革を、一部適用の場合に比較して、より幅広く、より迅速に、またより徹底して行うことが可能になるであろう。

ここで大切なのは、病院事業管理者に求められる要件を明確にしておくことと思われる。前述のように、病院事業管理者は医療、経営及び行政の3領域に通じていることが必要である。この3領域に完全に通じることは困難であるが、医療、経営、行政のいずれか一つの領域の専門家が、他の二つの領域を習得することが考えられる。この場合、医療の専門家が他の2領域を習得するのに比して、経営あるいは行政の専門家が残る2領域、とりわけ医療を習得するのは、よりハードルが高いと思われる。このことから、病院事業管理者は、医療の専門家から選ぶことが最も合理的と考えられよう。ただ、その医療の専門家は、経営と行政を習得しなければならない。方策はいろいろ考えられようが、規模の大きい自治体病院で病院長を経験することは、行政と経営を同時に学ぶことであり、有力な手段と考えられよう。規模の大きい自治体病院で病院長を少なくとも5年以上経験して実績を上げていれば、要件を備えている証左とみてよいと思われる。

4 独自の給与体系導入の困難

　地方公務員の給与制度は、一般に国家公務員の給与制度に準じている。国家公務員の給与は、人事院の勧告に基づいて内閣が国会の法の議決を経て決定されるが、地方公務員の給与は、人事院勧告に準じる人事委員会の勧告に基づいて首長が条例を議決して決定される。人事院には、給与の決定基準である「生計費、国及び他の地方公共団体の職員並びに民間事業の従事者の給与」などを調査する機能を備えているが、人事委員会も一応はその機能を備えているとみなされている。従って、人事院や人事委員会は、調査に基づいて、均衡の原則を保ちつつ給与の額を決定することができるとされている。これに対し、病院事業管理者は、「生計費、国及び他の地方公共団体の職員並びに民間事業の従事者の給与」を調査する機能を備えていないため、均衡の原則を保ちつつ給与の額を決定することは困難とみなされている（ただし、規模の大きい都道府県では評価機能を備えているため可能な場合がある）。このことは、病院事業管理者は、法的には給与の額を決定できる権限を与えられているが、多くの場合は調査機能を有しないため、実質的には給与の額を決定することは不可能であることを意味している。つまり、実際には、病院事業管理者は給与、特に給料の額を変えることはほとんどできないのである。

　全部適用の場合には、給与の均衡の原則に「当該地方公営企業の経営の状況」の一項が加えられていて、当該企業の経営の状況に関しては病院事業管理者が把握できる。また、給与のうちの手当については、企業の実態に即して必要とされる合理的根拠のある手当であれば、病院事業管理者が、条例で定めることができる。これらを組み合わせることで、病院事業管理者は、当該企業の経営の状況に応じて、手当の種類

や手当の額を増減することは可能である。たとえば、能力主義を導入して勤勉手当に反映させることなどである。即ち、全部適用化による独自の給与体系の導入については、給料では困難であるが、手当については可能であるといえよう。従って、全部適用化は、病院経営に即した給与体系に変えることをいくらか可能にするが、ただ、その緩和の範囲は狭く、程度も小であり、給与体系の抜本的な改革につなげることは実質的には極めて困難と思われる。

5　全部適用化の優位性

　自治体病院の経営改革を行う立場から見ると、全部適用化による法的制約の緩和は、範囲が部分的で、かつ程度も一部を除き僅かであり、法的制約が相当程度緩和されたのは、管理体制、組織、定数にすぎず、議会、予算、人事、給与については緩和の程度は僅かであった。つまり、全部適用化により、完全に病院事業管理者の自由裁量になるような決定的な項目はない。ただ、高い位置づけのある病院事業管理者が設置されたことから、医療、経営、行政の3領域に通じた管理者を得ることができれば、全部適用下での改革の実行は、一部適用よりも有利になったことは明白である。

　具体的には、管理、組織、定数の自由度が増したことから、病院経営に即した視点に立ち、組織や管理体制を近代化し再構築すること、民間経営手法の導入など近代的な経営体制を再構築すること、医療分野の選択と集中に適合した部門間の職員の再配置を行うこと、臨時あるいは非常勤職員を迅速かつ適正に活用することなどについては、実質的には病院事業管理者の自由裁量になったといえよう。

　議会、予算、人事、給与については、法的制約の緩和の程度は僅かであるとはいえ、例えば大分県では、

「全部適用を機に病院改革を成功させる」との共通認識から、実務的な面を中心に自由度が増している。首長、首長部局、人事委員会などとのコミュニケーション、信頼関係の構築、改革への共通認識をある意味では法的制約を越えて、改革の範囲や程度を拡げることも重要と思われる。

全部適用化の有用性として最も重要なことは、「企業としての経済性の発揮」の自由度を高めつつ、かつ、一部適用の場合と同様に「公共の福祉の増進」も果たせることであろう。他の経営形態の中で今後有力視されている地方独立行政法人制度の場合については、地方公共団体（都道府県及び市町村）から離れ、独立した法人格となることから、行政からも距離を置かれるようになり、その分、「公共の福祉の増進」を果たす度合いが軽減していく可能性が考えられる。この際に重要なのは、「公共の福祉の増進」を担保する資金の保証である。地方公営企業は、「公共の福祉の増進」とともに「企業（として）の経済性を発揮する」ことが求められ、「公共の福祉の増進」を担保するものとして、一般会計からの繰入がなされている。これに対して、地方独立行政法人制度では交付金が出されるが、交付金がどの程度「公共の福祉の増進」を担保するものであるかは、今後の推移を見なければならない。ただ、少なくとも、全部適用化の場合は、「公共の福祉の増進」に必要な一般会計繰入を維持することが、法律上保証されている。このことは、地方独立行政法人制度に対する全部適用の優位性を示すものであろう。

6　全部適用の限界

全部適用化がなされても法的制約が相当程度緩和されたのは、管理体制、組織、定数にすぎず、議会、

予算、人事、給与については緩和の程度は僅かであった。具体的には、「議会への議案の提出」、「予算の調製」、「定数条例の議会提案権」、「予算の原案作成に関する資料作成」、「予算の原案作成」、「任用」、「独自の給与制度」、「採用及び昇任」、「給与の決定原則」、「給与の種類及び基準の条例制定」は緩和の程度が小であった。即ち、一部適用の場合の病院長の立場と同様に、病院事業管理者は、議会への条例の提案、予算の作成、定数の変更、病院の主要職員（主な交流職員）の任用等を意のままに行うことはできず、首長や首長部局との調整を待つ必要がある。また、病院事業管理者は、規模の大きな都道府県以外では給与の決定原則にある事項を評価する能力を備えていないことから、独自の給与制度を導入することについても、手当を除けば困難である。従って、自治体病院の経営改革を行う上で、全部適用は一部適用よりは有利な経営形態ではあるが、限界も相当にあることは明らかである。

7 地方独立行政法人化との優劣性

自治体病院の経営を抜本的に改革するには、経営的観点からのみみれば、給与制度を年功序列主義から能力主義に改めること、病院の管理者が予算を首長部局の調整なしに直接作成できること、病院の管理者が全職員をプロパー職員として直接採用できること（全部適用では、薬剤師、放射線技師、臨床検査技師、事務職員などの交流職員は人事委員会が採用）、また、全職員を直接任免できること（全部適用では、同上の交流職員は首長部局が決定）などがなされねばならない。全部適用化によってこれらを実行することは制度上不可能であると思われるが、地方独立行政法人制度であれば、これらへのアプローチの可能性は高まると思われる。また、病院の管理者による予算の作成、定数の変更、病院の主要職員（主な交流職

要　約

　全国自治体病院協議会等の経営改善委員会報告書（2003年）は、「地方公営企業法全部適用（全部適用）により法的制約が緩和され、ほとんどの権限が首長から管理者に委譲される」と述べているが、最近（2008年当時）になり、経営改善における全部適用化の効果に一部で疑問も出されている。本論文は、自治体病院の法的制約が、全部適用化によって実際にどの程度緩和されたかを明らかにするのを目的として、まず、管理、議会、予算、組織、定数、人事、給与及び組合などの項目について、関係法律の条文などに基づいて、地方公営企業法一部適用（一部適用）と全部適用における法的制約を比較した。次いで、一部適用下で病院経営改革を行う場合に特に支障となる法的制約が、全部適用によってどのように緩和されるかについて、著者が経験した一部適用及び全部適用の病院事例も踏まえつつ要約し、併せて全部適用化による法的制約の緩和の程度を大まかに定量的に評価した。その結果、法的制約が相当程度緩和されたのは、管理体制、組織、定数にすぎず、議会、予算、人事、給与については緩和の程度は僅かであった。従って、全部適用化による法的制約の緩和は、範囲が部分的であり、かつ程度も一部を除き僅かであると

員）の任用などについても、容易に可能になると思われる。従って、地方独立行政法人制度の方が、全部適用に比して、管理する者の自由度はずっと拡がると考えられる。ただ、地方独立行政法人制度での交付金が、どの程度「公共の福祉の増進」を担保するものであるかは今後の問題であり、地方独立行政法人制度の場合には、「公共の福祉の増進」が軽減されるリスクが考慮されるべきであろう。

87　第4章　経営形態の比較と選択(1)

結論された。ただ、管理者(病院事業では病院事業管理者、企業長などと呼称)には大きな権限が付与されており、病院事業管理者に人材を得ることができ、かつ、病院事業管理者が権限を実際に行使することが許容されれば、全部適用化は一部適用に比し相当有利になると思われる。また、地方独立行政法人との優劣に関しては、全部適用は、「企業としての経済性の発揮」の点では劣るが、「公共の福祉の増進」については優れている可能性があると考えられる。

第5章 経営形態の比較と選択(2) ──全部適用と独立行政法人の比較──

ここでは、自治体病院に最適の経営形態を選別する目的で、一般地方独立行政法人(独法)、地方公営企業法全部適用(全部適用)、地方公営企業法一部適用(一部適用)の比較を、一部実践的な観点もまじえ主として法律上な観点から行う。評価は、法的制約とその緩和、医療の公共性と経済性の両立の実現可能性、自治体病院としての持続的な存続の可能性の3点から行い、各経営形態の得失を明確化するとともに、各経営形態の得失に基づき、独法及び全部適用の選別をどのように行うべきかについての私案も示す。

論文3 一般地方独立行政法人と地方公営企業法全部適用──その得失の評価と選別のあり方──［5］

はじめに

　自治体病院の役割は、地域住民が必要とする医療の確保、不足する医療の補完であり、その経営は、医療の公共性の保持と経済性の発揮の両立を基本とすべきとされている（注：自治体病院は、地域が必要とする医療を提供するなどの公共的な役割を果たすことを求められている。ここでは、地域が必要とする医療を提供するなど自治体病院としての公共的な役割を果たすことを医療の公共性の保持と記述している）。ただ、自治体病院は、地方自治法、地方公務員法などにより経営に法的制約を受けるため、医療の公共性は保持されるものの、経済性の発揮に支障をきたしがちである。また、本来、地方公共団体、住民、病院は、自治体病院としての持続的な存続を希求している。

　自治体病院の経営改革は、これらを踏まえ進められねばならない。経営改革の柱の一つとして経営形態の変更があるが、現時点での主要なパターンは、通常の経営形態である地方公営企業法一部適用（一部適用）から、地方公営企業法全部適用（全部適用）や一般地方独立行政法人（独法）などへ変更するものである。一部適用の場合には、医療の公共性は保持されるが、地方公共団体としての法的制約を受け経済性

Ⅰ　方法

　の発揮が困難となりがちであるため、医療の公共性と経済性の両立は容易ではない。全部適用においては、権限を委譲された管理者（病院事業では病院事業管理者、企業長などと呼称）が置かれ、法的制約もやや緩和されるため、経済性の発揮がかなり可能となる。著者は、少なくとも現時点（注：2008年当時、独法への移行が認められて間もなくであり、また、独法に移行した病院も少なかった）では、「全部適用は医療の公共性と経済性の両立に最適である」との見解を報告した（[7] [54]）。

　一方、独法については、未だ採用した病院が少なく実績も定まっていない。総務省は、2009年4月に、全国の自治体病院から提出された公立病院改革プランをまとめ（[41]）、地方独立行政法人への移行実施済みは11病院（一般9病院、特定2病院）、予定が34病院と発表している。また、2010年10月現在の厚生労働省「医療施設調査」では独法は54病院と報告されている。今後、独法を選択する自治体病院が増加すると予測され、その検証はこれからの重要な課題である。

　本論文は、自治体病院の経営改革に最適の経営形態を選別する目的で、一部適用、全部適用、独法の各経営形態における、①法的制約とその緩和、②医療の公共性と経済性の両立の実現可能性、③自治体病院としての持続的な存続の可能性をそれぞれ評価し、各経営形態の得失を明確化した。また、これらの得失に基づき、自治体病院の経営形態をどのように選別すべきかについての私案を提示した。

　根拠法は、一部適用では地方公営企業法（[47]）、地方自治法（[50]）、地方公務員法（[52]）など、全

部適用では地方公営企業法、独法では地方独立行政法人法［55］である。また、地方独立行政法人につ いては、移行または移行予定の7府県・市（大阪府、岡山県、静岡県、神奈川県、沖縄県、那覇市、神戸市）の公表資料（2008年執筆当時）を参考にした。

1 法的制約及び法的制約の緩和についての評価

病院を直接管理する立場からみた、一部適用、全部適用及び独法における法的制約の程度、ならびに法的制約の緩和の程度について評価した。法的制約の程度及びその緩和の程度は、経営に関わる事柄についての権限の所在に注目して総合的に判定した。管理、議会、予算、組織、定数、人事及び給与の7項目のうちの17事項については、おおまかな定量的評価を行った。法的制約とは、病院を直接管理する立場の者からみた病院経営上の法的な制約と定義した。病院を直接管理する立場の者とは、一部適用では病院長、全部適用では病院事業管理者（管理者）、独法では理事長または法人を指している。法的制約の程度は、3‥大、2‥中、1‥小、0‥零～ほとんど零の4段階にそれぞれ分けた。

2 医療の公共性と経済性の両立についての評価

各経営形態における、医療の公共性と経済性の両立の実現可能性について評価した。公共性の保持には、必要な医療の確保・補完、財政的補填が、経済性の発揮には、経営体制の整備、効率的な経営のほかに、独法で新たに導入された自律性の醸成、効率性（機動性・柔軟性）の向上、透明性の確保が含まれる。自

律性や効率性は、公共性の保持にも良い影響を与えると考えられる。可能性の程度は、可能、かなり可能、かなり困難、困難の4段階に分けた。

3 持続的な存続の可能性についての評価

各経営形態における、自治体病院としての持続的な存続の実現可能性については、医療の公共性と経済性の両立、民営化の回避（地方公共団体の直営の維持）の2要素で評価した。可能性の程度は、可能、かなり可能、かなり困難、困難の4段階に分けた。

II 結果

1 地方独立行政法人制度の概要と特徴〔55〕

(1) 概要

この制度は、公立病院などの地方公営企業や社会福祉事業など、地方公共団体が直接行っている事務・事業のうち一定のものについて、地方公共団体とは別の法人格を持つ法人を設立し、この法人に当該事務・事業を担わせることにより、より効果的・効率的な行政サービスの提供を目指すことにある。制度の基本として、地方公共団体から法人への事前関与・統制を極力排し、事後チェックへの移行を図り、弾力的・効率的で透明性の高い運営を確保することに眼目が置かれている。

制度の仕組みとしては、法人を設立する地方公共団体の長が、3〜5年の期間を定め、行政サービスの向上や業務運営の効率化に関する中期目標を、議会の議決を経て設定する。これを受けて法人の長である理事長が、中期目標を達成するための中期計画を作成し、設立団体の長の認可を受ける。

法人は、中期目標、中期計画に従い業務を行うが、設立団体の関与は極力行われない。また、設立団体は、法人の事務・事業の確実な実施のため、運営費交付金を法人に交付するが、これは渡し切りの交付金として弾力的な執行が可能であるなど、法人の自律性・自主性に委ねている。また、職員の給与などに法人及び職員の業績を反映させる仕組みにされている。

他方、業務実績については、中期目標に照らして厳しく評価が行われ、設立団体の付属機関として設立される評価委員会が定期的に評価を行い、中期目標の期間終了時においては、設立団体の長は、評価委員会の意見を聴きつつ、法人の業務継続の必要性などを検討し、廃止、民営化を含めた措置を講ずることになっている。また、住民への透明性を高めるため、業務、財務、計画、評価などを積極的に公表することにしている。

(2) 特　徴

第一は、地方独立行政法人制度が、行政機能の減量化を目的として制度化されていることである。地方独立行政法人法の公布通知（平成15年7月）には、「行政機能の減量化が強く求められている現状にかんがみ、まずは対象となる事務・事業の廃止、民間譲渡の可能性を検討し、存続させる場合でも、公の施設の指定管理者制度等と比較して、地方独立行政法人制度を設立した方が、効果的・効率的な行政サービスの

提供に資すると判断される場合に、地方独立行政法人制度を活用すべきである」と述べられている。

第二は、法人は公共上の役割を担っていることである。地方独立行政法人法第1条に、法人は「住民の生活の安定並びに地域社会及び地域経済の健全な発展に資する」とある。病院事業の場合には、公共の福祉の増進に資するとなる。

第三は、法人の位置付けや対象とする事業の基本的性格として、次のように定められている。「地方独立行政法人とは、住民の生活、地域社会及び地域経済の安定等の公共上の見地からその地域において確実に実施されることが必要な事務及び事業であって、地方公共団体が自ら主体となって直接に実施する必要のないもののうちから、民間の主体にゆだねた場合には必ずしも実施されないおそれがあるものと地方公共団体が認めるものを効率的かつ効果的に行わせることを目的として、地方公共団体が設立する法人をいう」。法人の三要件は、①公共上の見地から確実に実施されることが必要、②地方公共団体が自ら主体となって直接に実施する（即ち直営する）必要はないが民間の主体にゆだねた場合には必ずしも実施されないおそれがある、③効率的かつ効果的に行わせる必要がある、ということになる。ここで注意すべきは、法人化をするには、「直営する必要のないもの」との地方公共団体の判断が、まずなされることである。直営する必要のあるものは一部適用や全部適用としてとどまるが、地方独立行政法人についてはその必要はないとの判断があるのである。

第四は、地方独立行政法人の制度運営の原則として、①公共上の見地から確実に実施されることが必要であることにかんがみ、適正かつ効率的に業務を運営すること、②業務の内容を公表し組織及び運営の状況を住民に明らかにすること、③法人の業務運営における自主性に十分配慮することが義務付けられてい

る。

第5は、地方公共団体から法人への事前関与・統制を極力排し、事後チェックへの移行を図り、弾力的・効率的で透明性の高い運営を確保することがなされていることである。

2 一部適用、全部適用、独法の法的な比較 [47] [50] [52] [55]

自治体病院の経営は、各経営形態の根拠法に基づかねばならないので、当然に種々の法的制約を受ける。ここでは、法的制約の観点から各経営形態を比較したが、特に権限の所在に注目した（表8）。

(1) 管理の長

一部適用では、地方公共団体の長が病院事業を管理する権限を有する。全部適用では、病院事業管理者が置かれ、地方公共団体の長に留保される4事項を除き病院事業管理者に権限が原則委譲されるが、病院事業管理者は地方公共団体の長の補助機関としての位置付けであり、また、地方公共団体の長の調整権もあることから、病院事業管理者の長としての権限は自ずと制約を受ける。独法では、地方公共団体から独立した別の法人であり、法人及び理事長が、一定の重要な事項を除き病院事業を管理する権限を有する（表8-①）。

(2) 地方公共団体の長の関与

一部適用では、地方公共団体の長が病院事業を管理しすべてに関与する。全部適用では、地方公共団体

表 8-1 地方公営企業法一部適用、地方公営企業法全部適用、一般地方独立行政法人の比較

	地方公営企業法一部適用（一部適用）	地方公営企業法全部適用（全部適用）	一般地方独立行政法人
1. 根拠法	地方公営企業法（地公企法）、地方自治法（自治法）、地方公務員法（地公法）など 個別の設置条例により設置 …地公企法第4条	地方公営企業法（地公企法） 個別の設置条例により設置 …第4条	地方独立行政法人法（地独法） 議会の議決を経て定款を定め、認可を受けて設置 …第7条
2. 長			
(1) 地位及び権限	○地方公共団体の長は、当該普通地方公共団体を統括し、これを代表する …自治法第148条	○管理者は、地方公共団体の長に留保される事項を除き、地方公営企業の業務を執行し、当該業務の執行に関し、当該地方公共団体を代表する （地方公共団体の長の補助機関としての位置づけ） …第8条	○理事長は、地方独立行政法人を代表し、その業務を総理する …第13条
	○地方公共団体の長の権限 …自治法第154条	○管理者の権限 …第8条	
(2) 補助職員の指揮監督	○地方公共団体の長の権限 …自治法第154条	○管理者の権限 …第15条	○理事長の権限 …第13条
(3) 業務の管理	○地方公共団体の長は、当該普通地方公共団体の事務を管理し、これを執行する …自治法第148条	○管理規定の制定 （法令、条例、規則に違反しない限り） …第10条	○理事長の権限 …第13条
身分取扱い（勤務時間など、服務）	○職員の勤務時間 地公法24条根拠で条例で定める服務 …地公法6節	○職員の勤務時間 地公法36条で地公労法を適用 …地公法6節	就業規則などの決定 法人が規程を定め、設立団体の長に提出し公表 …第13条

97　第5章　経営形態の比較と選択(2)

表8-(2) 地方公営企業法一部適用、地方公営企業法全部適用、一般地方独立行政法人の比較（つづき）

3. 地方公共団体の長の関与	上記の通り	○地方公共団体の長は、次の場合に限り権限を留保 　①地方公営企業に係る予算の調整 　②議会への議案の提案 　③決算の審査 　④過料賦課の権限 　⑤決算の付議・認定の付議 ○地方公共団体の長は、次の場合に限り関与 　①出納取扱金融機関の指定の同意 　　　　　　　　　　　　　…第27条 　②事業報告、経理状況などの報告の受領など　　　　　　　　　　…第30条 ○地方公営企業の調整権　　　…第31条 地方公共団体の長は、次の場合に限り、業務の執行について管理者に対し必要な指示が可能 　①住民の福祉に重大な影響がある業務の執行に関しその福祉を確保するため必要があるとき 　②地方公共団体の他の機関の権限に属する事務の執行と当該地方公営企業の業務の執行との間の調整を図るため必要があるとき　　…第16条	○一般的な監督規定は置かず、地方公共団体の長が関与できる事項を法律で限定列挙 　①業務方法書の認可　　　…第22条 　②中期目標の設定　　　　…第25条 　③中期計画の認可など　　…第26条 　④年度計画の認可　　　　…第27条 　⑤決算報告書及び財務諸表の承認　　　　　　　　　　　　　　…第34条 　⑥限度あるいは年度を超える短期借入金、中期計画以外の重要財産処分などについての認可　　　　　　　…第41条 　⑦役員及び監事の任免　　…第14条 　⑧中期計画の終了の際の法人の業務見直しに基づく所要の措置　　　　　　　　　　　　　　…第31条 　⑨法人の役職員の報酬・給与の基準など関する届出の受理　　…第31条 　⑩法人または違法の恐れのある行為などに関する届出の受理　　…第48条、第51条 　⑪違法または違法の恐れのある行為を是正するための必要な措置の要求　　　　　　　　　　　　…第89条 　⑫必要がある場合に限り、立入検査など　　　　　　　　　　　　　　…第88条

第2部　自治体病院の経営改革の原則　　98

表 8-(3) 地方公営企業法一部適用、地方公営企業法全部適用、一般地方独立行政法人の比較（つづき）

	地方公営企業法一部適用	地方公営企業法全部適用	一般地方独立行政法人
4. 議会の関与			
(1) 議会への議案の提出	○地方公共団体の長の権限 …自治法第149条	○地方公共団体の長の権限 …自治法第149条	○地方公共団体の長の権限 …自治法第149条
(2) 議案の作成に関する資料の作成	○地方公共団体の長の権限 …自治法第149条	○管理者の権限 …第9条	○議会の議決事項 ①法人の設立・解散 …第7条・第92条第1項 ②定款の変更 …第8条第2項 ③中期目標の作成・変更 …第25条第3項 ④公営企業型地方独立行政法人に係る中期計画の作成・変更の認可（料金に関する事項） …第83条第3項 ⑤条例で定める重要な財産の処分 …第44条第2項
(3) 決算を議会の認定に付する	○地方公共団体の長の権限 …自治法第149条	○地方公共団体の長の権限 …自治法第149条	○議会への報告事項 ①各事業年度に係る業務の実績評価の結果 …第28条第5項 ②中期目標に係る事業報告書 …第29条第2項 ③中期目標に係る業務の実績評価の結果 …第30条第3項
(4) その他			

第 5 章 経営形態の比較と選択(2)

表8-(4) 地方公営企業法一部適用、地方公営企業法全部適用、一般地方独立行政法人の比較（つづき）

	地方公営企業法一部適用	地方公営企業法全部適用	一般地方独立行政法人
5. 予算・決算			
(1) 予算の原案作成	○地方公共団体の長の権限 …自治法第149条	○管理者は、予算の原案、予算に関する説明書を作成し地方公共団体の長に送付する …第9条	○予算（人件費の見積りを含む）は、法人が中期計画において定める …第26条第2項
(2) 決算の調製	○地方公共団体の長の権限 …自治法第149条	○地方公共団体の長は、予算を調整し、議会の認定に付する …第9条	○地方独立行政法人は、毎年度、財務諸表を作成し、設立団体の長の承認を経る …第34条
	○会計管理者の権限 …自治法第170条第7項	○管理者は、決算を調製し、地方公共団体の長に提出する …第9条	
6. 内部組織		○設置条例で設置及びその経営の基本を定め、その他は管理者が企業管理規程で決定	○法令で定める基本的枠組みの範囲内で、その他は管理者が企業管理規程で決定 …第13条
	○一般的な基準の範囲内で、条例または規則などで定める	○管理者の権限に属する事務を処理させるため、条例で必要な組織を設ける …第14条	
(1) 必要な内部組織の設置	○地方公共団体の長は、必要な内部組織を設置できる その場合、長の直近下位の内部組織の設置は条例で定める…自治法第158条	○管理者は必要な分課を設けることができる …第9条第1項	

第2部　自治体病院の経営改革の原則

表8-⑤ 地方公営企業法一部適用、地方公営企業法全部適用、一般地方独立行政法人の比較（つづき）

		地方公営企業法一部適用	地方公営企業法全部適用	一般地方独立行政法人
7. 役員、職員				
(1) 役員など	1) 役員の任命など	○管理者 ○管理者は、地方公共団体の長が任命 …第7条	○管理者	○理事長など ○管理者長は、設立団体の長が任命、副理事長、監事、理事（設立団体の長が任命） ○副理事長、理事は置かないことができる（定款に定める） …第14条 ○理事長などは、理事長などを任命したときは設立団体の長に提出 …第14条
	2) 役員などの報酬など		○管理者の給与等は、条例で決定 …自治法第204条	○法人は、役員などの支給基準をさだめ、設立団体の長に届け出るとともに公表 …第48条 ○役員の報酬について、設立団体に置かれる評価委員会が、社会一般の情勢に適合したものかどうかについて意見を申し出ることができる …第49条
(2) 職員	1) 地位など	○地方公務員	○地方公務員（企業職員）	○非地方公務員
	2) 労働基本権	○地公法の適用 （団結権、団体交渉権（労働協約締結権を含む）の付与、争議権の禁止） …地公法第55条 労働組合法は適用しない …地公法第58条 ○地方公務員法の身分保障の規定の適用 …地公法第27条	○地方公営企業の労働関係に関する法律の適用 （団結権、団体交渉権（労働協約締結権を含む）の付与、争議権の禁止） …地公労法第55条 労働組合法は適用しない …地公労法第4条 ○地方公務員法の身分保障の規定の適用 …地公法第27条	○労働組合法、労働基準法、労働関係調整法の適用

101 第5章 経営形態の比較と選択(2)

表8-⑥ 地方公営企業法一部適用、地方公営企業法全部適用、一般地方独立行政法人の比較（つづき）

	地方公営企業法一部適用	地方公営企業法全部適用	一般地方独立行政法人
a. 団結権	○労働組合法の適用はないが、地方公務員法上の職員団体を組織することは可 …地公法第52条	○労働組合法の適用はないが、地方公務員法上の職員団体を組織することは可 …地公法第52条	○労働組合法に基づく労働組合の結成・加入が可 …地公企労法第5条
b. 団体交渉権	○交渉は可、団体協約の締結は不可 …地公法第55条	○交渉は可、団体協約の締結は不可 …地公法第55条	○交渉、労働協約締結権が可 …労組法第6条
交渉の対象	給与、勤務時間、その他の勤務条件。ただし、地方公共団体の事務の管理及び運営に関する事項は対象外	給与・労働時間など、任免などの基準、労働安全・衛生、労働条件など、ただし、地方公営企業などの管理及び運営に関する事項は対象外 …地公企労法第7条	○ある
c. 労働契約の締結権	○ない、ただし書面による協定は条件付で可	○ある	○ある
d. 争議権	○ない …地公法第37条	○ない	○ある …地公企労法第11条

表8-⑦ 地方公営企業法一部適用、地方公営企業法全部適用、一般地方独立行政法人の比較（つづき）

		地方公営企業法一部適用	地方公営企業法全部適用	一般地方独立行政法人
8．給与など				
(1) 給与の決定原則				
	1) 職務給の原則	○職務と責任に応じる …地公法第24条第1項	○職務遂行に必要とされる技能、職務遂行の困難度など職務の内容と責任に応じ、かつ、職員の発揮した能率が充分に考慮 …第38条第2項	○職員の勤務成績などの考慮 …第57条第1項
	2) 均衡の原則	○生計費・国及び他の地方公共団体の職員並びに民間事業の従事者の給与・その他の事情を考慮 …地公法第24条第3項	○生計費・国及び他の地方公共団体の職員並びに民間事業の従事者の給与・当該地方公営企業の経営の状況・その他の事情を考慮 …第38条第3項	○職員の給与などの基準は、業務の実績を考慮し、かつ社会一般の情勢に適合したものとなる …第57条第3項
	3) 給与条例主義	○給料、勤務時間、その他の勤務条件は条例で定める …地公法第24条第6項	○給与の種類及び基準は条例で定める …第38条第4項	○条例は不要
		○給料、手当及び旅費の額並びにその支給方法は条例で定める …自治法第204条第3項	○給与（その他の種類・基準）を条例で定め、細目は管理者が企業管理規程で決定	○法人は、給与（退職手当）以外の給与及び退職手当の支給基準を定め、設立団体の長に届け出て、公表 …第57条第2項
(2) 給与の種類、額、支給方法の基準				
	1) 給与の種類	○法で規定（給料及び手当） …自治法第204条	○法で規定（給料及び手当） …第38条	○法人が定める …第57条第3項
	2) 給与の額	○給料のみ 法で規定（限定的に列挙）、これ以外は認められない …自治法第204条第2項	○給料のみ 条例で規定（限定的に列挙） …第38条	○法人が定める …第57条第3項
			○条例で規定（自治法第204条第2項以下でも可能 企業の実態に即して必要とされる合理的根拠のある手当）	
	3) 給与の支給方法	○条例で規定 …自治法第204条第3項	○管理者が定める（ただし労働協約に拘束される） …第38条	○法人が定める …第57条第3項
	4) 給与の基準	○条例で規定 …地公法第24条	○条例で規定 …第38条第4項	○法人が定める …第57条第3項

表8-8. 地方公営企業法一部適用、地方公営企業法全部適用、一般地方独立行政法人の比較（つづき）

9. 任用（人事）

（1）採用及び昇任

1）競争試験または選考

地方公営企業法一部適用	地方公営企業法全部適用	一般地方独立行政法人
○人事委員会　…地公法第17条　原則として競争試験による。人事委員会の承認があれば選考による	○人事委員会　…地公法第17条　原則として競争試験による。人事委員会の承認があれば選考による	○法人の権限　…第20条
○原則として人事委員会が行う　…地公法第18条	○原則として人事委員会が行う　…地公法第18条	○理事長の権限　…第20条

（2）任免

○地方公共団体の長の権限　…自治法第172条	○管理者の権限　…第15条　ただし、規則で定める主要職員（交流職員）を任免する場合は地方公共団体の長の同意が必要	○理事長の権限　…第20条　法人と職員との間の雇用契約関係

（3）臨時的任用職員、非常勤職員の採用

○人事委員会が任免権者に包括的承認、地方公共団体の長の権限となる　…地公法第22条第2項	○人事委員会が任免権者に包括的承認、管理者の権限となる　…地公法第22条第2項	○理事長の権限　…第20条

（4）職員の定数

1）定数の設定

○条例で定める　…自治法第172条第3項	○条例で定める　…自治法第172条第3項	○中期計画の範囲内で、地方独立行政法人が定める　定数規制なしの根拠　…第26条

2）定数条例の議会提案権

○地方公共団体の長の権限　…自治法第149条	○管理者の権限　…第15条	○理事長の権限（定数感覚なし、予算の人件費の見積りの範囲内）　…第20条

3）定数内での任免

○地方公共団体の長の権限　…自治法第172条	○管理者の権限　…第15条	○交流する場合、身分・処遇関係の制度的取扱い　手当、共済給付、災害補償、福利厚生など

1）交流職員の異動、派遣

○地方公共団体の長の権限　地方公共団体内の異動	○地方公共団体の長及び管理者の権限　地方公共団体内の任命権者間の異動　主要な職員の任免は長の同意を要する措置　…第15条	○交流しないことも可能

第2部　自治体病院の経営改革の原則

表8-9 地方公営企業法一部適用、地方公営企業法全部適用、一般地方独立行政法人の比較（つづき）

10. 運営	地方公営企業法一部適用	地方公営企業法全部適用	一般地方独立行政法人
(1) 業務及び組織運営の基本方針	○設置条例で設置及びその経営の基本を定め、その他は地方公共団体の長が規則などで決定 …地公企法第4条、第34条の2	○設置条例で設置及びその経営の基本を定め、その他は管理者が企業管理規程で決定 …第4条、第10条	○法人が、業務方法書を作成（設立団体に置かれる評価委員会の意見を聴いて、認可）、公表業務方法書に記載すべき項目は、設立団体の規則で定める …第22条
(2) 目標による管理	○中期的な目標の設定や計画作定に係る制度的な規定はなし ○予算が業務運営に関する年度計画に相当 ○予算は、地方公共団体の長が調整して議会に提出 …条文なし	○中期的な目標の設定や計画作定に係る制度的な規定はなし ○予算が業務運営に関する年度計画に相当 ○予算は管理者が原案を作成し、地方公共団体の長が調整して議会に提出 …第8条、第9条	○設立団体の長が、設立団体に置かれる評価委員会の意見を聴いて、3～5年の期間中で、できる限り数値により中期目標を設定、法人に指示し公表 ○中期目標の期間 ①中期目標の期間 ②住民サービスその他業務の質の向上に関する事項 ③業務運営の改善及び効率化に関する事項 ④財務内容の改善に関する事項 ⑤その他業務運営に関する重要事項 …第25条 ○法人は、中期目標を達成するための中期計画を策定し公表（設立団体の長は、設立団体に置かれる評価委員会の意見を聴いて、認可） …第26条 ○法人は、各事業年度の業務運営に関し、中期計画の事項を年度ごとに具体化した年度計画（予算を含む）を策定し、設立団体の長に報告し公表 …第27条
(3) 業務運営の改善などの指導	○規定なし	○規定なし	○評価委員会は、各事業年度の業務実績について評価を行い、地方独立行政法人に結果を通知し、設立団体の長が必要があれば勧告を行う 公表、必要があれば勧告を行う …第28条

105　第5章　経営形態の比較と選択(2)

表8-⑴ 地方公営企業法一部適用、地方公営企業法全部適用、一般地方独立行政法人の比較（つづき）

	地方公営企業法一部適用	地方公営企業法全部適用	一般地方独立行政法人
(4) 定期的な業務の見直し	○定期的な業務の見直しに係る制度的な規定はなし	○定期的な業務の見直しに係る制度的な規定はなし	○設立団体の長は中期目標の期間の終了時に、評価委員会の意見を聴いた上で、業務継続の必要性など地方独立行政法人の組織、業務全般にわたり検討を行い、検討結果に基づき所要の措置 …第31条
(5) 公表	○予算・決算は、地方公共団体の長がその要領を公表	○予算・決算は、地方公共団体の長がその要領を公表 ○管理者は、毎事業年度少なくとも2回以上業務状況を説明する資料を地方公共団体の長に提出し、長が公表 …第40条の2	○次のような事項を公表することとし、電子媒体によるアクセスも可能となるようにする ① 業務方法書 ② 財務諸表 ③ 事業報告書及び決算報告書 ④ 中期計画及び年度計画 ⑤ 業務の実績 ⑥ 役員に関する事項 ⑦ 監事（及び会計監査人）の監査結果 ⑧ 給与の基準に関する事項 ⑨ その他所要の事項
(6) 評価	○地方独立行政法人の評価委員会に類似する制度的な規定はなし ○地方公共団体の長・議会によるチェック ○監査委員による監査 ○外部監査制度	○地方独立行政法人の評価委員会に類似する制度的な規定はなし ○地方公共団体の長・議会によるチェック ○監査委員による監査 ○外部監査制度	○設立団体に置かれる評価委員会の評価 ① 業務の実績に対する評価（業務運営に関する改善措置などの勧告を含む） …第11条 ② 中期目標についての地方公共団体の長への意見 …第25条 ③ 中期計画の認可に当たっての地方公共団体の長への意見 …第26条 ④ 役員の給与の基準などに関しての意見 …第48条 ⑤ 地方公共団体の長が中期計画終了時に行う組織及び業務の検討に当たっての意見 …第31条 ⑥ 地方公共団体の長の決算の認定について承認を行うに当たっての意見など …第34条

表 8-⑪ 地方公営企業法一部適用、地方公営企業法全部適用、一般地方独立行政法人の比較（つづき）

11. 財務・会計	地方公営企業法一部適用	地方公営企業法全部適用	一般地方独立行政法人
(1) 出資など	○地方公共団体の一般会計などから出資が可能 …地公企法第18条 ○現物出資も可能 ○償還期限を定めない企業債制度	○地方公共団体の一般会計などから出資が可能 …第18条 ○現物出資も可能	○地方公共団体からの出資が可能 …第6条第2項 ○現物出資も可能
(2) 会計基準	○地方公営企業法の財務規定などの適用 …地公企法第23条 ○発生主義の考え方を導入 …地公企法第20条 ○会計規程は、地方公共団体の長が決定	○地方公営企業法の財務規定などの適用 …第23条 ○発生主義の考え方を導入 …第20条 ○会計規程は、管理者が決定	○会計基準は企業会計原則によること …第33条 ○会計規程は法人が定め、設立団体の長に届け出る …第45条
(3) 地方公共団体の予算上の措置	○経費負担区分に基づき、料金収入で賄う部分について独立採算を原則 …地公企法第17条の2 ○次に掲げる経費で政令で定めるものは、一般会計などにおいて負担する …地公法第17条の2第1項 　①その性質上当該地方公営企業の経営に伴う収入をもって充てることが適当でない経費 　②能率的な経営を行ってもなおその経営に伴う収入のみをもって充てることが客観的に困難であると認められる経費 ○事業によって国庫補助制度などあり	○経費負担区分に基づき、料金収入で賄う部分について独立採算を原則 …第17条の2 ○次に掲げる経費で政令で定めるものは、一般会計などにおいて負担する …第17条の2第1項 　①その性質上当該地方公営企業の経営に伴う収入をもって充てることが適当でない経費 　②能率的な経営を行ってもなおその経営に伴う収入のみをもって充てることが客観的に困難であると認められる経費 ○事業によって国庫補助制度などあり	○公営企業型地方独立行政法人の事業の経費については、一部の経費を除き、原則として事業の経営に伴う収入をもって充てなければならない …第85条第1項 ○事業型地方独立行政法人の事業のうち、次に掲げるものは、設立団体において負担する …第85条第2項 　①その性質上当該公営企業型地方独立行政法人の経営に伴う収入をもって充てることが適当でない経費 　②能率的な経営を行ってもなおその経営に伴う収入のみをもって充てることが客観的に困難であると認められる経費 ○事業によって国庫補助制度などあり

表8-⑫ 地方公営企業法一部適用、地方公営企業法全部適用、一般地方独立行政法人の比較（つづき）

	地方公営企業法一部適用	地方公営企業法全部適用	一般地方独立行政法人
(4) 借入金	○地方債による資金調達（権限は地方公共団体の長） …自治法第250条 ○予算内の支出をするための一時借入は、地方公共団体の長の権限（年度内償還を原則とするが、1年以内の借換が可能）	○地方債による資金調達（地方債に関する権限は地方公共団体の長に留保） …自治法第250条 ○予算内の支出をするための一時借入は、管理者の権限（年度内償還を原則とするが、1年以内の借換が可能） …地公企法第29条	○中期計画に定める限度で、短期借入が可能 ○短期借入金は、年度内償還を原則とし、限度または長の認可、ただし、1年以内に償還 ○長期借入発行は不可、ただし、設立団体からの長期借入金（転貸）は可能 …第41条第5項
(5) 剰余金、余裕金の運用	○金融機関への預金その他の最も確実かつ有利な方法によって保管、議会の議決を要す 減債積立金は企業債の償還、利益積立金は欠損金をうめるのみに使用可 …地公企法第32条	○金融機関への預金その他の最も確実かつ有利な方法によって保管、議会の議決を要す 減債積立金は企業債の償還、利益積立金は欠損金をうめるのみに使用可 …第32条	○安全資産（元本保証のある金融商品に限り運用 …第43条
(6) 重要な財産の処分	○企業用資産の取得、管理及び処分は、地方公共団体の長が行う、議会の議決を要しない ○政令で定める基準に従い条例で定める重要な資産の取得・処分については、予算で定める ○行政財産である土地について、その用途・目的を妨げない範囲で収益の確保に寄与する場合に限り貸付・用途を拡大） …地公企法第33条	○企業用資産の取得、管理及び処分は、管理者が行う、議会の議決を要しない ○政令で定める基準に従い条例で定める重要な資産の取得・処分については、予算で定める ○行政財産である土地について、その用途・目的を妨げない範囲で収益の確保に寄与する場合に限り貸付可（自治法より貸付相手・用途を拡大） …第33条	○条例で定める重要な財産の処分などは、設立団体の長の認可（評価委員会の意見を聞き、議会の議決が必要） …第44条 ○中期計画に定める範囲内で第三者に使用させることができる

第2部 自治体病院の経営改革の原則

表 8-13 地方公営企業法一部適用，地方公営企業法全部適用，一般地方独立行政法人の比較（つづき）

	地方公営企業法一部適用	地方公営企業法全部適用	一般地方独立行政法人
(7) 利益余剰金など	○留保された剰余金は資本を構成し，留保期間の制限なし	○留保された剰余金は資本を構成し，留保期間の制限なし	○利益が生じたときは，積立金として管理，ただし，中期計画で剰余金の使途を定めることも可能 …第40条
	○法定積立金（減債積立金，利益積立金）の積立て議会の議決により処分 …地公企法第32条	○法定積立金（減債積立金，利益積立金）の積立て議会の議決により処分 …第32条	○積立金の処分について，設立団体の規則で別に定める …第40条
(8) 財務諸表の作成など	○決算書類（財務諸表を含む）は，地方公共団体の長が作成し，監査委員の審査を経て，議会の認定を受ける …地公企法第30条	○決算書類（財務諸表を含む）は，管理者が作成して地方公共団体の長に提出し，監査委員の審査を経て，議会の認定を受ける …第30条	○財務諸表に決算報告書を添え，監事の意見をつけして，地方公共団体の長に承認を受ける …第34条
			○地方公共団体の長は，設立団体に置かれる評価委員会の意見を聴いて承認 …第34条
(9) 会計監査人による監査	○会計監査人による監査に係る制度的な規定はなし	○会計監査人による監査に係る制度的な規定はなし	○一定の規模以上の法人に，会計監査人による会計監査を義務付け …第35条
	○外部監査制度	○外部監査制度	
(10) 税制上の取扱い	○地方公共団体と同じ	○地方公共団体と同じ	○地方公共団体と同じ

一部適用：地方公営企業法一部適用，全部適用：地方公営企業法全部適用，独法：一般地方独立行政法人
全部適用での管理者：病院 事業管理者，企業長などと呼称

第5章 経営形態の比較と選択(2)

の長には、地方公営企業に係る予算の調整、議会への議案の提案などの4項目が留保され、病院事業管理者に権限が原則委譲されるが、地方公共団体の長は調整権を有し、地方公共団体の長として広く関与する。独法では、地方公共団体の長が関与できる事項は法律で限定列挙されており、関与は限られている。具体的には、中期目標の設定、中期計画の認可など、年度計画の受領など、決算報告書及び財務諸表の承認、法人の長及び監事の任免、中期計画の終了の際の法人の業務の見直しに基づく所要の措置、違法または違法の恐れのある行為の是正などである（表8-②）。

(3) 議 会

一部適用及び全部適用では、議会への議案（予算、定数を含む）の提出、決算を議会の認定に付することは、いずれも地方公共団体の長の権限であるが、全部適用では、議案の作成に関する資料の作成は病院事業管理者が行う。独法では、議会の関与は法律で限定列挙されている。即ち、議会の議決事項としては、法人の設立及び解散、定款の変更、中期目標の作成・変更、公営企業型地独法に係る中期計画作成・変更の認可（料金に関する事項）、条例で定める重要な財産の処分などがあり、また、議会への報告事項としては、各事業年度に係る業務の実績評価の結果、中期目標に係る事業報告書、中期目標に係る業務の実績評価の結果などである。この場合、議会への議案提案や報告などは設立団体の長が行う（表8-③）。

(4) 予算・決算

予算は、一部適用では原案作成、調製、議会への提出とも地方公共団体の長の権限であるが、全部適用

では、予算の原案、説明書の作成は病院事業管理者の権限であり、これを地方公共団体の長に送付する。独法では、予算(人件費の見積りを含む)は法人が中期計画において定め、地方公共団体の長が認可し、議会が議決する。決算については、一部適用では会計管理者が、全部適用では病院事業管理者が調製し、いずれも地方公共団体の長に提出、長が議会の承認を得る。独法では、法人が毎年度に財務諸表を作成し、設立団体の長の承認を得る(表8-④)。

(5) 内部組織

一部適用では、地方公共団体の長が一般的な基準の範囲内で、条例または規則などで定める。全部適用では、設置条例で設置及びその経営の基本を定め、その他は病院事業管理者が企業管理規程で決定する。なお、病院事業管理者の権限に属する事務を処理させるため、条例で必要な組織を設けることができる。独法では、法令で定める基本的枠組みの範囲内で、法人の長が決定するので、裁量の範囲が大きく広がる(表8-④)。

(6) 役員・職員

① 役員など

全部適用では、病院事業管理者を置くが、病院事業管理者は地方公共団体の長が任命する。独法では、役員として理事長、監事、副理事長、理事を置くが、理事長、監事は設立団体の長が任命する。副理事長、理事は理事長が任命し、設立団体の長に提出する(表8-⑤)。

② 職員

一部適用、全部適用とも職員は地方公務員であるが、全部適用では企業職員とも呼ばれる。地方独立行政法人では、一般地方独立行政法人と特定地方独立行政法人に分けられ、前者では非地方公務員、後者では地方公務員である。

労働基本権については、一部適用では地方公務員法の適用を受けるため労働組合法の適用は受けない。ただ、同法上の職員団体を組織することはでき（団結権）、団体協約の締結はできないが、団体交渉はできる（団体交渉権）。また、書面による協定は条件付でできるが労働契約の締結権はなく、争議権はない。全部適用では、地方公営企業などの労働関係に関する法律の適用を受けるので、労働組合法に基づく労働組合の結成・加入（団結権）、交渉及び労働協約の締結（団体交渉権、労働契約締結権）はあるが、争議権はない。独法では、労働組合法に基づく労働組合の結成・加入が可能であり、団結権、団体交渉権、労働契約締結権、争議権ともに認められている（表8−6）。

(7) 給　与

地方公務員の給与の決定原則には、職務給の原則、均衡の原則、給与条例主義などがある。このうち、職務給の原則は、一部適用では「職務と責任に応じる」であるが、全部適用ではこれに「職員の発揮した能率」が加わる。これに対し、独法においては、「職員の勤務成績が考慮」となっている。均衡の原則については、一部適用では「①生計費、②国及び他の地方公共団体の職員の給与、③その他の事情を考慮」であるが、全部適用ではこれに「当該地方公営企業並びに民間事業の従事者の給与」が加わる。こ

れに対し、独法では「業務の実績及び社会一般の情勢に適合したものとする」となっている。地方公務員の給与は、「給与の種類、額、支給方法、及び基準」の項目に分けられ、これらは地方自治法もしくは条例で規定されるため、給与条例主義と呼ばれている。一部適用では、「給与（給料及び手当）の種類は地方自治法で規定され、給与の額、支給方法、基準は条例で規定」されるが、全部適用では、「給与のうち手当の種類は条例で規定され、給与の額と支給方法は病院事業管理者が定める」ことになり、手当の種類と給与の額及び支給方法には病院事業管理者の裁量がある程度認められている。これに対し、独法では、給与について法・条例の規定はなく、法人が給与（退職手当以外の給与及び退職手当）の支給基準を定め、設立団体の長に届け出て公表することになっている（表8-⑦）。

(8) 任用（人事）・定数

地方公務員の場合、採用及び昇任は人事委員会の承認があれば選考によることができる。また、競争試験または選考は原則として人事委員会が行う。

これは、一部適用、全部適用とも同じである。任免は、一部適用では地方公共団体の長の権限であるが、全部適用では病院事業管理者の権限となる。ただし、全部適用においては、規則で定める主要職員（交流職員）を任免する場合には地方公共団体の長の同意が必要である。事務職員の異動については、多くの場合はむしろ地方公共団体の長（人事部門）の意向で決められているようである。独法では、採用及び昇任は法人で行い、任免は理事長の権限である。臨時的任用職員、非常勤職員の採用は任命権者の権限であり、一部適用では地方公共団体の長、全部適用では病院事業管理者、独法では理事長である。

定数に関しては、一部適用、全部適用とも条例で定めることになっており、定数条例の議会提案権は地方公共団体の長にあり、病院長にも病院事業管理者にもない。この定数の壁が、自治体病院の経営の大きな足かせになっているのは周知の通りである。なお、定数内の任免については、一部適用では地方公共団体の長の権限であるが、全部適用では病院事業管理者の権限となるため、これは全部適用病院の経営改善に大きく寄与している。独法では、このような制約はなく、中期計画の範囲内で法人が定めることになっている。定数内での任免は勿論、理事長の権限である（表8−8）。

地方独立行政法人制度では、公共上の見地から確実に実施されることが必要な事務及び事業を、地方公共団体の直営でない形で、効率的かつ効果的に行わせることを担保するために、業務及び組織運営の基本方針、目標による管理、業務運営の改善などの指導、定期的な業務の見直し、公表、評価などが法で規定されている。一部適用や全部適用の制度では、これらは特に法定されていない。以下、独法についての規程を中心に述べる（表8−9〜⑪）。

⑼ 運　営

① 業務及び組織運営の基本方針

一部適用、全部適用では、設置条例で設置及びその経営の基本を定め、その他については、一部適用では地方公共団体の長が、全部適用では病院事業管理者が、それぞれ企業管理規程で決定する。独法では、設立団体の長は設立団体に置かれる評価委員会の意見を聴いてこれを認可する法人が業務方法書を作成し、設立団体の長は設立団体の規則で定める（表8−9）。

なお、業務方法書に記載すべき項目は設立団体の規則で定める（表8−9）。

② 目標による管理

独法では、目標による管理が課されている。即ち、①設立団体の長は、設立団体に置かれる評価委員会の意見を聴いて、3～5年の期間内で、できる限り数値により中期目標を定め、これを独法に指示するとともに公表しなければならない。中期目標においては次の事項を定める。中期目標の期間、住民サービスその他業務の質の向上に関する事項、業務運営の改善及び効率化に関する事項、財務内容の改善に関する事項、その他業務運営に関する重要事項。②独法は、中期目標を達成するための中期計画を策定し、設立団体の長に報告するとともに、公表しなければならない。設立団体の長は、設立団体に置かれる評価委員会の意見を聴いて、認可する。③法人は、各事業年度の業務運営に関し、中期計画を年度ごとに具体化した年度計画（予算を含む）を策定し、設立団体の長に報告するとともに、公表しなければならない。なお、一部適用及び全部適用では、目標による管理は法定されていない（表8-9）。

③ 業務運営の改善などの指導

独法では、各事業年度における業務の実績について、評価委員会の評価を受けなければならない。評価委員会は、各事業年度の業務実績について評価を行い、その評価の結果を法人に通知し、設立団体の長に報告するとともに公表しなければならない。評価委員会は必要があれば勧告を行うことができる。一部適用、全部適用では、業務運営の改善などの措置に係る制度的な規定はない（表8-9）。

④ 定期的な業務の見直し

独法では、設立団体の長は、中期目標の期間の終了時に、評価委員会の意見を聴いた上で、業務継続の必要性など、法人の組織・業務全般にわたり検討を行い、検討結果に基づき所要の措置を講ずるものとす

る。一部適用、全部適用では、定期的な業務の見直しに係る制度的な規定はない（表8–⑩）。

⑤ 公表

独法では、次のような事項を公表するとともに、電子媒体によるアクセスも可能となるようにすることが義務付けられている。業務方法書、財務諸表、事業報告書及び決算報告書、中期計画及び年度計画、業務の実績、監事（及び会計監査人）の監査結果、役員に関する事項、給与の基準など勤務条件に関する事項、その他所要の事項。これに対し、一部適用、全部適用では、地方公共団体の長が予算・決算について のその要領を公表し、病院事業管理者が、毎事業年度少なくとも2回以上業務状況を説明する資料を地方公共団体の長に提出し、長が公表する（表8–⑩）。

⑥ 評価

独法では、設立団体に置かれる評価委員会の評価などを受けなければならない。評価委員会が行う評価などは以下の通りである。業務の実績に対する評価（業務運営に関する改善措置などの勧告を含む）、中期目標についての地方公共団体の長への意見、中期計画の認可に当たっての地方公共団体の長への意見、役員の給与の基準などに関しての意見、地方公共団体の長が中期計画終了時に行う組織及び業務の検討に当たっての意見、地方公共団体の長が法人の決算について承認を行うに当たっての意見。一部適用、全部適用では、地独法の評価委員会に類似する制度的な規定はないが、地方公共団体の長・議会によるチェック、監査委員による監査、外部監査などが行われている（表8–⑩）。

⑽ 財務・会計

一部適用、全部適用では、いずれも地方公営企業法の財務規定が適用されるので大きな差はないが、独法ではやや異なる（表8-⑪～⑬）。

① 出資等

一部適用、全部適用、独法とも地方公共団体の一般会計などから出資が可能である（表8-⑪）。

② 会計基準

一部適用、全部適用では、地方公営企業法の財務規定などを適用、発生主義の考え方を導入し、会計基準は企業会計原則によることを原則としている。独法でも同様である。会計規程は、一部適用では地方公共団体の長、全部適用では病院事業管理者、独法では法人がそれぞれ定め、設立団体の長に届け出る（表8-⑪）。

③ 地方公共団体の予算上の措置

一部適用、全部適用では、経費負担区分に基づき、料金収入で賄う部分について独立採算を原則とするが、次に掲げる経費のうち政令で定めるものは、一般会計などにおいて負担する。①その性質上当該地方公営企業の経営に伴う収入をもって充てることが適当でない経費、②能率的な経営を行ってもなおその経営に伴う収入のみをもって充てることが客観的に困難であると認められる経費。この他、事業によって国庫補助制度などがある。独法においては、一般的には独立採算を前提とするものでなく、設立団体において所要の財源措置をすることができる。特に、公営企業型の地方独立行政法人では、財源措置の特例が設けられており、事業の経費については、原則として事業に伴う収入をもって充てなければならないが、次に掲げるものは、設立団体が負担する。①その性質上当該公営企業型地方独立行政法

人の経営に伴う収入をもって充てることが適当でない経費、②能率的な経営を行ってもなおその経営に伴う収入のみをもって充てることが客観的に困難であると認められる経費。この運営費交付金は渡し切りの交付金として措置し、使途の特定はしないとされる。施設費などは、運営費交付金とは別に措置し、中期計画に定めた範囲内で弾力的に執行する。なお、地方公営企業法においては、一般会計が負担する経費について政令で具体的に定めることにしているが、地方公共団体と独法の負担区分については、政令で具体的に定めるほどの必要性はないとの考えにより定められていない（表8-⑪）。

④ 借入金

地方債による資金調達は、一部適用、全部適用とも、地方公共団体の長の権限であるが、予算内の支出をするための一時借入（年度内償還を原則とするが、1年以内の借換が可能）は、一部適用では地方公共団体の長、全部適用では病院事業管理者の権限となる。独法では、中期計画に定める限度で短期借入が可能であるが、短期借入金、年度内償還を原則とし、限度または年度を超える場合は設立団体の長の認可を要する。ただし、1年以内に償還しなければならない。また、別に法令で定める場合を除き、長期借入または債券発行をすることができない（表8-⑫）。

⑤ 剰余金、余裕金の運用

一部適用、全部適用では、毎事業年度に生じた利益については、欠損金を埋め、なお残額があるときは、残額の20分の1を下らない金額を、減債積立金または利益積立金として積み立てなければならない。剰余金、余裕金の運用については、金融機関への預金その他の最も確実かつ有利な方法によって保管するが、減債積立金は企業債の償還、利益積立金は欠

損金を埋めるのみに使用することができる。独法では、地方独立行政法人法に定める範囲内で、安全資産（元本保証のある金融商品）に限り運用を認めている（表8-⑫）。

⑥　重要な財産の処分

企業用資産の取得、管理及び処分は、一部適用では地方公共団体の長が、全部適用では病院事業管理者が行い、議会の議決を要しない。条例で定める重要な資産の取得・処分については、一部適用、全部適用ともに、政令で定める基準に従い予算で定める。行政財産である土地の貸付は、その用途・目的を妨げない範囲で収益の確保に寄与する場合に限り可能である。独法では、企業用資産の取得、管理及び処分は、中期計画に記載することにより可能であるが、中期計画外のものは、個別に設立団体の長の認可を受けなければならない。この場合、設立団体の長は、評価委員会の意見を聞き、議会の議決を経ることが必要である。また、行政財産である土地は、中期計画に定める範囲内で第三者への貸付が可能である（表8-⑫）。

⑦　利益余剰金など

一部適用、全部適用では、留保された剰余金は、資本を構成し、その留保期間の制限はない。法定積立金（減債積立金、利益積立金）は積み立てなければならない。毎事業年度生じた利益の処分は、議会の議決を経て定めなければならない。独法では、中期計画期間内の場合には、①地方公共団体の長が経営努力により生じたと承認する額は、あらかじめ中期計画で定める使途の範囲で使用できるほか、積立金として整理しなければならない。②地方公共団体の長が承認しない額は、積立て、損失補填に使用できる。中期計画期間終了時の場合には、積立金の処分について、設立団体の規則で別に定める（表8-⑬）。

⑧ 財務諸表（財務諸表を含む）決算書類は、一部適用では地方公共団体の長が、全部適用では病院事業管理者が作成し、いずれも監査委員の審査を経て、議会の認定を受ける。独法では、法人は財務諸表に決算報告書を添え、監事の意見を付して、地方公共団体の長に提出し、その承認を受けなければならない。地方公共団体の長は、設立団体に置かれる評価委員会の意見を聴いて承認する（表8-⑬）。

⑨ 会計監査人による監査
独法では、一定の規模以上の法人に、会計監査人による会計監査を義務付けているが、一部適用、全部適用では、会計監査人による監査に係る制度的な規定はないが、外部監査制度が採られている（表8-13）。

⑩ 税制上の取扱い
一部適用、全部適用、独法とも、地方公共団体と同じ取扱いである（表8-⑬）。

3 法的制約の緩和についての評価

表9は、一部適用、全部適用、独法における法的制約及び法的制約の緩和について評価した結果を示す。

一部適用では、各事項はいずれも地方公共団体の長の権限であり、病院長から見る法的制約は高度である。

全部適用では、内部組織の設置、定数内での任免、臨時職員及び非常勤職員の採用・定数管理については病院事業管理者の権限となり、法的制約の緩和の程度は大と判定された。同様に、管理規定の制定、職員の指揮監督については中、議案作成に関する資料作成、予算の原案作成、採用及び昇任、給与の決定原則、

表 9　法的制約の緩和についての評価

項目	事項	法的制約の程度			法的制約の緩和の程度	
		一部適用	全部適用	独法	全部適用	独法
管理	管理規程の制定	3	1	0	2	3
	職員の指揮監督	3	1	0	2	3
議会	議案作成に関する資料作成	3	2	0	1	3
	議会への議案の提出	3	3	—	0	—
予算	予算の原案作成	3	2	0	1	3
	予算の調製	3	3	0	0	3
組織	内部組織の設置	3	0	0	3	3
	中間を廃した組織への改変	3	3	0	0	3
定数	定数条例の議会提案権	3	3	—	0	—
	定数の設定	3	3	0	0	3*
	定数内での任免（配分）	3	0	0	3	3
人事	採用及び昇任	3	2	0	1	3
	任用（交流職員）	3	3	0	0	3
	臨時職員，非常勤職員	3	0	0	3	3
給与	決定原則	3	2	0	1	3
	給与の種類及び基準の条例制定	3	2	0	1	3
	独自の給与制度	3	3	0	0	3

一部適用：地方公営企業法一部適用，全部適用：地方公営企業法全部適用，独法：一般地方独立行政法人
法的制約の程度　3：高度，2：中等度，1：軽度，0：なし～ほとんどなし
法的制約の緩和の程度　3：大，2：中，1：小，0：零～ほとんど零
＊定数は中期計画の範囲内で法人が定めることができる

給与の種類及び基準の条例制定については小、その他の事項については零～ほとんど零と判定された。

独法では、17事項は、議会への議案の提出、定数条例の議会提案権を除けば、いずれも理事長ないし法人の権限になるので、これらに関しての法的制約はいずれもほとんどなしと判定され、法的制約の緩和はいずれも大と判定された。なお、定数条例の議会提案権の権限は地方公共団体の長に存するが、定数の設定については、中期計画の範囲内で法人が定めることになるため、地方公共団体の長や議会の直接の権限ではなくなる。

以上から、法的制約の緩和については、独法が最も優れ、次いで、全

部適用、一部適用の順であった。

4 医療の公共性と経済性の両立についての評価

表10は、一部適用、全部適用、独法における、医療の公共性と経済性の両立の実現可能性を評価した結果を示す。

A 公共性の保持

一部適用、全部適用では可能、独法でも可能と判定されたが、独法については制度化されて間もないので今後の検証を要する（表10-①）。

(1) 必要な医療の確保・補完

一部適用、全部適用は、地方公共団体の直営であり、必要な医療の確保・補完は可能と判定された。独法は、直営ではなくなるが、地方公共団体の長による中期目標の策定、議会の議決、第三者評価委員会による評価などの、公共性の保持を担保する仕組みが設けられており、必要な医療の確保・補完は、やや懸念は持たれるものの、可能と判定された。ただ、今後の検証を要する（表10-①）。

(2) 財政的補填

一部適用、全部適用では一般会計からの繰入金が法定されており、行政的経費・不採算経費への財政的

表10-① 医療の公共性*と経済性の両立性についての評価

	一部適用	全部適用	独法
A. 公共性の保持			
(1)必要な医療の確保・補完			
・担保の仕組み	可能 直営であること	可能 直営であること	可能（今後の検証を要す） ①地方公共団体の長の関与 中期目標の策定（医療・経営）、中期計画の認定、理事長及び監事の任命など ②議会の議決 法人の設立、中期目標の設定など、中期計画の認可、重要な財産の譲与など ③第三者評価委員会による評価 ④透明性の確保
(2)行政的経費・不採算経費への財政的補填			
・担保の仕組み	可能 一般会計から繰入金あり	可能 一般会計から繰入金あり	可能（今後の検証を要す） 地方公共団体から運営費交付金あり
B. 経済性の発揮			
(1)経営体制の整備、効率的な経営	かなり困難 かなり困難	かなり可能 かなり可能 地方公共団体の行政機構の一部であるが、管理者に管理の権限が大幅委譲 管理者に業務執行の権限が付与され、法的制約の一部緩和	可能 可能 地方公共団体から独立した法人 理事長に原則権限委譲
・経済性発揮の仕組み			
(2)自律性の醸成			
1)自律的な運営	かなり困難 地方自治法、地方公務員法などにより組織・人事・定数・予算などに一定の制約 自律的な運営がかなり困難	かなり可能 管理者に業務執行の権限が付与され一定の自立性の拡大あり ただし、人事異動、定数管理、単年度予算主義などの制約、地方公共団体の長の自律的な運営がかなり困難	可能 地方公共団体の長の議決を得て中期目標を定め、法人がその中期目標の枠の中で運営 自律的な運営が可能

123　第5章　経営形態の比較と選択(2)

表10-② 医療の公共性＊と経済性の両立性についての評価（つづき）

2) 経営の権限と責任	不明確	の総合調整権などあり 自律的な運営がかなり可能 必ずしも明確でない	明確
(3)効率性の向上			
1) 予算執行、契約手法	かなり困難 単年度主義 中期的な課題への弾力的な運用が困難	かなり可能 単年度主義 中期的な課題への弾力的な運用が困難	可能 複数年度主義 中長期的な予算執行、複数年契約が可能 中期的な課題への弾力的な運用が可能
2) 組織構成・運営			
定数	条例による 定数の変更による柔軟な人員配置見直しに時間と労力を要す	条例による 定数の変更による柔軟な人員配置見直しに時間と労力を要す	中期計画の人件費の枠内で法人の長が定める 定数の変更による柔軟な人員配置が可能 7：1 看護体制、新規部門設置等が可能
組織	柔軟な組織づくりが困難	管理者に一定の権限付与 柔軟な組織づくりがかなり可能、ただし、見直しは年度単位で時間を要す	基本的枠組みの範囲内で法人の長が定める 中間を廃した組織への改変が可能 柔軟な組織づくりが可能
執行体制	中間を廃した組織への改変が困難 部門間や病院間での職員の再配置が困難	中間を廃した組織への改変が困難 部門間や病院間での職員の再配置が可能	中間を廃した組織への改変が可能 部門を超えた応援体制が可能 部門間や病院間での職員の再配置が可能
診療時間等	医療・経営のニーズに応じて職員を確保できる体制が困難 地方公共団体の長が条例で定める 患者ニーズに対応した診療時間の設定が困難	医療・経営のニーズに応じて職員を確保できる体制が困難 管理者が就業規則で定める 患者ニーズに対応した診療時間の設定が可能	医療・経営のニーズに応じて職員を確保できる体制が可能 理事長が就業規則で定める 患者ニーズに対応した診療時間の設定が可能

表10-3 医療の公共性*と経済性の両立性についての評価（つづき）

3）業務執行			
・関係部局との調整	意思決定に時間を要す	意思決定に時間を要す	法人独自で決めるため迅速な対応が可能
・事務職員の専門性の向上	地方公共団体での組織内の定期的な人事異動があるため、病院経営の専門性の蓄積困難	地方公共団体での組織内の定期的な人事異動があるため、病院経営の専門性の蓄積困難	法人独自の職員として、独自の採用やキャリア外部からの人材登用などにより専門性の向上が可能
・高度専門知識を持つ外部人材の登用	給与・賃金などの条例による制約があるため、法的には可能であるが、実際には困難	給与・賃金などの条例による制約があるため、法的には可能であるが、実際には困難	法人の判断で、迅速、柔軟な対応が可能
4）人事・給与			
・採用	人事委員会の競争試験、選考によるプロパー職員の採用 看護師、医療技術者の採用 事務職員がかなり困難	人事委員会の競争試験、選考によるプロパー職員の採用 看護師、医療技術者、場合により事務職員がかなり可能	法人が行うプロパー職員の採用 看護師、医療技術者、事務職員が可能
・任免	地方公共団体の長の権限、異動職員は地方公共団体全体の人事となる 医療に即した職員の確保が困難	管理者の権限。ただし、実際は異動職員 医療に即した職員の確保がかなり可能	理事長の権限 医療に即した職員の確保が可能
・臨時職員、非常勤職員の採用	職員採用、給与水準、処遇等に公務員制度上の制約あり、採用手続きに時間を要す、かなり困難	職員採用、給与水準、処遇等に公務員制度上の制約あり、柔軟な採用が可能 迅速、柔軟な採用が可能	理事長の権限 迅速、柔軟な採用が可能
・給与	専門性を有する事務職員の採用 同じ地方公共団体の給与体系であり、病院の経営状況や実勢が反映されにくいため、実際に地方公共団体の職員と異なる給与制度の導入が困難	専門性を有する事務職員の採用 同じ地方公共団体の給与体系であり、病院の経営状況や実勢が反映されにくいため、同じ地方公共団体の職員と異なる給与制度を導入することは困難	職務の内容、責任と職員が発揮した能等を考慮した給与を定めることになるため、同じ地方公共団体の職員と異なるが、実際に地方公共団体の職員と異なる給与制度を導入することは困難、実際に地方公共団体の職員と異なる給与制度を導入することは、法人独自の人事給与制度の構築が可能

125　第5章　経営形態の比較と選択(2)

表10-(4) 医療の公共性*と経済性の両立性についての評価（つづき）

C. 公共性と経済性の両立	一部適用	全部適用	独法
(4)透明性の確保 1) 業績目標の設定と業績評価の公表	かなり困難 法定されていない	かなり困難 法定されていない	可能 法定されている 地方公共団体の長が中期目標を定め、議会の議決を経て、法人に指示。法人は中期目標に沿い中期計画を策定、長の認可を受け公表。 評価委員会が業績評価を行い、目標の達成状況を公表。 可能（今後の検証を要す）

一部適用：地方公営企業法 一部適用，全部適用：地方公営企業法全部適用，独法：一般地方独立行政法人
可能性の程度：可能，かなり可能，かなり困難，困難
全部適用での管理者：病院事業管理者，企業長などと呼称
* 医療の公共性：地域が必要とする医療を提供するなど自治体病院としての公共的な役割

補填は可能である。独法でも、地方公共団体からの運営費交付金が法定されており、財政的補填は、やや懸念が持たれるが、可能と判定された。やはり、今後の検証を要する（表10-①）。

B 経済性の発揮

一部適用ではかなり困難、全部適用ではかなり可能、独法では可能と判定された。

(1) 経営体制の整備・効率的な経営

一部適用では、地方公共団体の行政機構の一部であり、地方自治法、地方公務員法などによる法的制約

を受けるため、病院医療に即した経営体制の整備や効率的な経営はかなり困難である。全部適用では、地方公共団体の行政機構の一部ではあるものの、病院事業管理者に管理の権限が大幅に委譲され、法的制約も一部緩和されるため、かなり可能と判定された。独法では、地方公共団体から独立した法人となり地方公共団体の行政機構の一部としての法的制約から解放され、また、法人または理事長に原則権限が委譲されるため、可能と判定された（表10-①）。

(2) 自律性の醸成

一部適用では、地方自治法、地方公務員法などにより組織・人事・定数・予算などに一定の制約を受けるため、病院長の経営の権限と責任が不明確となり、モチベーションが湧きにくいので、かなり困難である。全部適用では、病院事業管理者に業務執行の権限が付与されるが、他方で人事異動、定数管理、単年度予算主義などの制約や、地方公共団体の長の総合調整権などがあり、病院事業管理者の権限と責任が必ずしも明確でないので、かなり可能と判定された。独法では、地方公共団体の長が議会の議決を得て中期目標を定め、法人がその中期目標の枠の中で運営するため、自律的な運営が可能であり、経営の権限と責任が明確であるため、可能と判定された（表10-①）。

(3) 効率性の向上

全体としての効率性の向上は、一部適用はかなり困難、全部適用ではかなり可能、独法は可能であると判定された。

① 予算執行、契約手法

独法では、複数年度主義であるため、中長期的な予算執行、複数年契約など中期的な課題への弾力的な運用が可能であるが、一部適用、全部適用では単年度主義であり、一部適用ではかなり困難と判定された（表10-②）。

② 組織運営

定数：一部適用、全部適用では、定数は条例によって定められるため、見直しに時間と労力を要し柔軟な人員配置は困難である。独法では、定数は中期計画の人件費の枠内で法人が定めればよいので、7：1看護体制、新規部門設置など、定数の変更による柔軟な人員配置が可能となる。

組織：一部適用は、組織は条例によって定められるため、柔軟な組織づくり、定数の枠内での柔軟な人員配置は困難である。全部適用では、病院事業管理者に一定の権限が付与されるので、柔軟な組織づくり、定数枠内での柔軟な人員配置がかなり可能であるが、見直しは年度単位で時間を要する。独法では、組織は基本的枠組みの範囲内で法人の長が定めるので、中間を廃した組織への改変を含め、柔軟な組織づくりが可能である。

執行体制：独法では、部門間や病院間での職員の再配置、部門を超えた応援体制、医療・経営のニーズに応じて職員を確保できる体制の整備はいずれも可能であるが、全部適用では前二者については可能、一部適用ではいずれも困難と判定された（表10-②）。

③ 業務執行

関係部局との調整：一部適用、全部適用では意思決定に時間を要するが、独法では法人独自で決めるた

め迅速な対応が可能である。

事務職員の専門性の向上‥一部適用、全部適用では、地方公共団体内での組織内の定期的な人事異動があるため、病院経営の専門性の蓄積は困難であるが、独法では、法人の職員として独自の採用や外部からの人材登用などにより、専門性の向上が可能となる。

高度専門知識を持つ外部人材の登用‥一部適用では給与・賃金に条例などの制約があるため困難であり、全部適用でも法的には可能であるが実際には困難である。独法では、法人の判断で、迅速、柔軟な対応が可能である（表10-③）。

④ 人事・給与

採用‥一部適用、全部適用では人事委員会の競争試験、選考によるため、プロパー職員の採用は、一部適用では看護師、医療技術者はかなり困難、事務職はかなり困難である。全部適用では、看護師、医療技術者は場合により可能、事務職はかなり困難である。独法では、採用は法人が行うため、プロパー職員の採用は、看護師、医療技術者、事務職とも可能である。

任免‥一部適用では、任免は地方公共団体の長の権限であり、また、異動職員は地方公共団体全体の人事であるため、医療に即した職員の確保は困難である。全部適用では、任免は病院事業管理者の権限であるが、ただ、異動職員は地方公共団体全体の人事となるため、医療に即した職員の確保はかなり困難である。独法では、任免は理事長の権限であり、医療に即した職員の確保が可能である。

臨時職員、非常勤職員の採用‥任命権者の権限であるが、一部適用では、採用手続きに時間を要し、迅速、柔軟な採用はかなり困難であるが、全部適用、独法では可能である。

専門性を有する事務職員の採用：職員採用、給与水準、処遇に公務員制度上の制約があり、一部適用では困難、全部適用ではかなり困難、独法では可能である。

給与：一部適用では、同じ地方公共団体の給与体系であり、病院の経営状況や実勢が反映されにくい。異なる給与制度を導入することは困難。全部適用では、職務の内容、責任と職員が発揮した能率を考慮した給与を定めることになっているが、同じ地方公共団体の職員であるため、実際には異なる給与制度を導入することは、手当を除けば困難である。これに対し、独法では、職務の内容・責任と職員が発揮した能率を考慮した給与を法人自らが定めるため、法人独自の人事給与制度の構築が可能である（表10－③）。

(4) 透明性の確保

独法では、業績目標の設定から業績評価までの公表が法定されているため可能であるが、一部適用、全部適用では法定されていないのでかなり困難である（表10－④）。

C 医療の公共性と経済性の両立

以上の結果から、医療の公共性と経済性の両立については、一部適用ではかなり困難、全部適用ではかなり可能、独法では可能と判定された（表10）。即ち、独法が最も優れ、次いで全部適用、一部適用の順であった。ただし、独法については、今後の検証を要する（表10－④）。

表11 自治体病院の持続的な存続の可能性についての比較

	一部適用	全部適用	独法
公共性と経済性の両立	かなり困難	かなり可能	可能*
公共性の保持	可能	可能	可能*
経済性の発揮	かなり困難	かなり可能	可能
民営化のリスク回避	かなり可能	可能	かなり困難*
判定	かなり困難〜かなり可能	かなり可能〜可能	かなり困難〜可能*

一部適用：地方公営企業法一部適用，全部適用：地方公営企業法全部適用，独法：一般地方独立行政法人
可能性の程度：可能，かなり可能，かなり困難，困難
＊今後の検証を要す

5　持続的な存続の可能性についての評価

　表11は、医療の公共性と経済性の両立及び民営化のリスク回避（地方公共団体の直営維持）の判定結果を示したものである。医療の公共性と経済性の両立については、前述のように一部適用でかなり困難、全部適用でかなり可能、独法で可能と判定され、医療の公共性と経済性の両立については、独法が最も優れ、次いで全部適用、一部適用の順であった。他方、民営化のリスク回避については、一部適用でかなり可能、全部適用で可能に対して、独法ではかなり困難と判定され、全部適用が最も優れ、次いで、一部適用、独法の順であった。

　2要素による全体としての判定は、一部適用ではかなり困難〜かなり可能の範囲、全部適用でかなり可能〜可能の範囲であるのに対して、独法ではかなり困難〜可能の範囲となり、全部適用の方が、地独法よりもリスクの幅が狭く、安全性に優れていた。そこで、自治体病院の持続的な存続の可能性については、全部適用が最も優れ、次いで、一部適用、独法の順と判定された。ただし、独法については、今後の検証を要する（表11）。

III　考　察

1 法的制約の緩和

法律的に詳細に検討した結果、全部適用では、法的制約の緩和は部分的で、程度も小であったが、権限を大幅に委譲された病院事業管理者が置かれることから、全体としては中と判定された。独法では、地方公共団体とは別の法人になり、地方自治法、地方公務員法などの法的な制約から解放されるため、法的制約の緩和は広範で、程度も大であった。即ち、法的制約の緩和の程度は、独法が大、全部適用が中であり、独法の方が全部適用よりも優位と判定された。

2 医療の公共性と経済性の両立

一部適用では、直営であるため医療の公共性の保持は可能であるが、法的制約が大きいことから経済性の発揮はかなり困難であり、医療の公共性と経済性の両立はかなり困難と判定された。全部適用では、同様に公共性の保持は可能であるが、法的制約は部分的、かつ僅かであるものの、病院事業管理者が置かれ実際には中程度の緩和と判定されることから、経済性の発揮はかなり可能であり、公共性と経済性の両立はかなり可能と判定された。独法では、公共性の保持については懸念が持たれるが、保持のための仕組みが用意されていることから可能と判定され、また、法的制約が大幅に緩和され、自立性や効率性も向上す

るので経済性の発揮は可能であることから、その両立は可能と判定された。ただし、公共性の保持に関しては今後の検証を必要する。全体として、医療の公共性と経済性の両立についての実現可能性は、独法が可能、全部適用がかなり可能、一部適用がかなり困難と判定され、今後の検証を要するものの、独法の方が全部適用よりも優位であると判定された。

3　独法の問題点

独法の優位点は、法的制約が大きく緩和され、経済性の発揮が向上し、医療の公共性と経済性の両立が可能となることであり、医療の公共性と経済性のみの観点に立てば全部適用より優れている。ただ、独法という経営形態は、独法化することは、即ち直営でなくなることから派生する二つの大きな問題を内包している。

第一は、公共性の保持に、二点で懸念が持たれることである。一点は、設立団体から、財政的補塡が適正になされるか否か、即ち、運営費交付金が適正に交付されるかどうかである。地方公営企業法においては、一般会計が負担する経費について政令で具体的に定めることにしているが、地方独立行政法人法においては、地方公共団体と地方独立行政法人の負担区分については、政令で具体的に定めるほどの必要性はないとの考えにより定められていない。これは、場合によっては運営費交付金が減額されていく可能性のあることを懸念させるものである。もう一点は、病院側が経済性を重視するあまり、公的な医療の提供がおろそかになる可能性があることである。たとえば、設立団体の財政状況が悪い場合には、運営費交付金が減額され、やむを得ず病院側が公的医療の提供よりも経済性の発揮に偏るようになるなどである。ただ、

この二点については、懸念材料であって、今後の検証で明らかにしていかねばならない。

第二は、民営化の方向に向かう可能性があることである。地方公共団体の直営でなくなることは、民営化へ進む第一歩ではあるが、独法までであれば、自治体病院としての存在意義を保つことができると考えられる。なぜなら、医療の公共性の保持と経済性の発揮が担保されているからである。しかし、独法にいったん移行すると、そこにとどまるのは必ずしも容易でない可能性がある。なぜなら、独法において、「中期目標の期間終了時においては、設立団体の長は、評価委員会の意見を聴きつつ、法人の業務継続の必要性等を検討し、廃止、民営化を含めた措置を講ずることになっている」([55])からである。

4 自治体病院としての持続的な存続の可能性

自治体病院としての持続的な存続の可能性を、医療の公共性と経済性の両立及び民営化のリスク回避の2要素で評価すると、独法は、医療の公共性と経済性の両立については最も優れるが、民営化のリスク回避には最も劣り、他方、全部適用は、民営化のリスク回避では最も優れるが、医療の公共性と経済性の両立には独法より劣るとの結果であった。また、持続的な存続についての全体としての判定においては、全部適用はかなり可能~可能であるのに対し、独法はかなり困難~可能であり、全部適用の方が、独法に比べてリスクの幅が狭く、安全性に優れていた。従って、自治体病院としての持続的な存続の可能性については、全部適用の方が独法よりも優位であると判定された。

5 経営形態の選別のあり方

自治体病院が、その存在意義を果たし、医療の公共性と経済性を両立させながら、持続的に存続していくためには、経営形態の選別をどのように行うべきであろうか。

今回の検討結果では、各自治体病院に共通した最適のひとつの経営形態を選別することは困難であることが判明した。このことは、各自治体病院が、自病院により適した経営形態を選別することが求められることを意味している。また、一般に、自治体病院は多様な状況に置かれており、経営形態の選別に当たっては、その多様性を勘案することが重要であると思われる。従って、自治体病院が置かれている状況に応じて、それぞれに最適の経営形態を選別することが、今後の採るべき方法と思われる。

そこで、独法及び全部適用の得失に基づき、自治体病院の多様性に応じた経営形態の選別のあり方についてまとめ、以下に私案として示す。

基本的な考え方として、経営形態については、自治体病院としての持続的な存続を重視する観点から、原則として第1選択を全部適用、第2選択を独法とした。また、各自治体病院は多様な状況に置かれており、その状況に応じて経営形態を選別する必要があるが、選別に関係する状況として、担う医療の公共性と不採算性、地方公共団体の財政状況、地域住民のニーズを選んだ。

担う医療の公共性と不採算性については、医療の公共性と不採算性のマトリックスによって異なるが、公共性と不採算性のいずれもが高い場合は全部適用のみ、公共性が低い場合は、不採算性の高低にかかわりなく独法のみとし、それ以外の場合については、第1選択を全部適用、第2選択を独法とした。地方公

**表12　自治体病院の多様性に応じた経営形態の選別のあり方：
　　　　地方公営企業法全部適用と一般地方独立行政法人（私案）**

（1）**公共性が高い医療**を担っている病院の場合
　1）**不採算性が高い医療を担う場合**
　　全部適用のみにすべきであろう。
　　具体例：①離島・辺地の医療を対象とする病院，②二次医療圏の救急医療，産科医療，小児科医療などを背負っている地域中核病院，③都道府県の中核となる精神病院，④感染症，難病など特殊医療を提供する基幹病院。
　2）**不採算性が中～小の医療を担う場合**
　　第1選択を**全部適用**，第2選択を**独法**にすべきであろう。
　　具体例：がん・心疾患・脳血管疾患などに対する高度・専門医療，救命救急センター，総合母子周産期医療センターなど三次医療を担う都道府県基幹病院。
（2）**公共性が中等度の医療**を担っている病院の場合
　1）**不採算性が高い医療を担う場合**
　　第1選択を**全部適用**，第2選択を**独法**にすべきであろう。
　　具体例：都道府県の周辺部，農山村部などの地域中核病院。
　2）**不採算性が中～小の医療を担う場合**
　　第1選択を**全部適用**，第2選択を**独法**にすべきであろう。
　　具体例：大都市に存在する大規模病院や専門特化病院。
（3）**公共性が低い医療**を担っている病院の場合
　1）**不採算性が高い医療を担う場合**
　　独法のみにすべきであろう。
　　具体例：大都市の競合の多い中小病院。
　2）**不採算性が中～小の医療を担う場合**
　　独法のみにすべきであろう。
　　具体例：大都市の競合の多い大病院。

全部適用：地方公営企業法全部適用，独法：一般地方独立行政法人
表は医療の公共性と不採算性のマトリックスでみた場合について示す。他に地方公共団体の財政状況，地域住民のニーズについても考慮する必要がある。

要　約

自治体病院の経営改革に最適の経営形態を選別する目的で、一般地方独立行政法人（独法）、地方公営企業法全部適用（全部適用）、地方公営企業法一部適用（一部適用）における、①法的制約とその緩和、②医療の公共性と経済性の両立の実現可能性、③自治体病院としての持続的な存続の可能性をそれぞれ評価し、各経営形態の得失を明確化するとともに、各経営形態の得失に基づき、独法及び全部適用の選別をどのように行うべきかについて検討した。

その結果、法的制約の緩和の程度は、独法が大、全部適用が中と、独法の方が全部適用よりも優位であると判定された。医療の公共性と経済性の両立についての実現可能性は、独法の方が全部適用よりもかなり可能、一部適用がかなり困難と判定され、今後の検証を要するものの、独法の方が全部適用よりもかなり可能であると判定された。他方、独法は、公共性の保持に懸念を残し、民営化に向かう可能性を内包している。

そこで、自治体病院としての持続的な存続の可能性を、医療の公共性と経済性の両立、民営化のリスク回

共団体の財政状況については、良い場合は第1選択を全部適用、第2選択を独法、悪い場合は独法のみとした。また、地域住民のニーズについても、高い場合は第1選択を全部適用、第2選択を独法、低い場合は独法のみとした。

ここでは、医療の公共性と不採算性のマトリックスでみた場合のみについて記す（表12）。実際には、地方公共団体の財政状況、地域住民のニーズについても考慮する必要がある。

避の2要素で評価すると、全部適用の方が独法よりも優位と判定された。

以上より、独法は、医療の公共性と経済性の両立の実現可能性では全部適用よりも優れるが、自治体病院としての持続的な存続の可能性には劣り、逆に、全部適用は、持続的な存続の可能性では独法より優れるが、医療の公共性と経済性の両立には劣ると結論された。

従って、自治体病院に共通した最適のひとつの経営形態を選別することは困難であり、各自治体病院は、その置かれている状況に応じて、より適した経営形態を選別することが求められる。そこで、自治体病院の多様性に応じた独法、全部適用の選別のあり方についての私案を提示した。

第2部のまとめ

ここでは、病院団体などに固有の課題の改革をどう行うべきかとの観点から、自治体病院に固有の問題点とその克服策、ならびに自治体病院の代表的な三つの経営形態の比較と選別について述べた。

まず、自治体病院に特有の問題点として、ガバナンス構造の脆弱性、経営技術の不備、行政による自主性の抑制があり、克服策として経営形態の変更、戦略経営など企業の経営手法の導入、医療者主導の病院への転換が有効である。

経営形態の変更によるガバナンス構造の適正化は、改革を進める上で避けては通れない最初の関門である。

自治体病院は、地方公共団体の所有する地方公営企業であるため、地方自治法、地方公務員法、地方公営企業法など地方公共団体を運営するための諸法規によって多くの法的制約を受けている。これらは、地方公営企業の迅速・柔軟な運営を困難なものとし、経済性の発揮を進める上での重い足かせとなっているため、経営形態の変更、即ち、地方公営企業法一部適用（一部適用）から地方公営企業法全部適用（全部適用）あるいは一般地方地方独立行政法人（独法）などへの変更は、何としても実現しなければならない。

経営技術の不備に対しては、民間企業において確立されている戦略経営の導入と成果の評価によるフィードバック（ドラッカーの指摘）の実施が重要である。これは、経営改革を行うための直接の手段となるものであり、その導入は経営改革成功の第二の関門となる。経営形態が変更されても、有効な経営手法が導入されなければ経営改革を実行することができないからである。自治体病院は、一般に民間企業の経営手法をもっと広く導入し、遅れている経営の質を向上させなければならない。なかでも重要なのは、未だ一般化してない戦略経

営の導入である。ただ、注意しなければならないのは、工夫をしないと機能しにくいことである。その理由は、病院などの公共サービス組織体においては、市場メカニズムが働きにくく成果が必ずしも明確に判定されないからである。そのため、病院の経営では、自ら業績を評価し成果を判定することが必須となる。なお、独法においては、その制度の中に戦略経営の一部の形式（デザイン・スクールやプランニング・スクール）が取り入れられ、その実施についての法的な義務付けもされている。ただ、経営戦略論は多様であり、戦略経営を行うに当たっては背景にある理論を十分理解し、それぞれの病院に応じて柔軟に応用することを忘れてはならない。

また、戦略経営の導入と実践には、医療と経営の知識・経験を十分に備えたトップのリーダーシップが欠かせない。そのような人材を確保することが鍵となるが、我が国においては人材が育成されていない。将来に向けて、この分野の人材を育成するための教育制度の充実や資格制度の確立が望まれるところである。

行政による自主性の抑制については、経営形態の変更によるガバナンス構造の適正化、戦略経営の導入、トップのリーダーシップによって、行政主導から医療者主導への転換が図られ、病院職員の自律性の醸成は自ずと進められていくことになる。ただし、これには自治体病院においては行政による自主性の抑制が存在し、それが経営改革を困難にする要因の一つになっているとのトップの認識が必要である。

次に、自治体病院に固有の課題として、経営形態をどのように選別すべきかがある。一部適用から全部適用にすべきか、独法にすべきかについての研究では、自治体病院に共通した最適のひとつの経営形態を選別することは困難であり、各自治体病院は、その置かれている状況に応じて、より適した経営形態を選別することが求められるとの結論が得られた。

全部適用については、独法と比較すると法的制約の緩和が不十分であり、ガバナンス構造の脆弱性もいくらか残るが、これまでの実践経験からは、行政上強い権限を与えられている病院事業管理者に医療・経営の経験豊富な人材を得ることができ、かつ首長の強い支持が得られれば、むしろ経営改革をより徹底して進めることができるのではないかと判断している。また、自治体病院の役割である「医療の公共性」を堅持することがより強く保証されている。さらに、病院事業管理者は病院経営のみならず広く医療行政の課題（例えば公立病院の再編・ネットワーク化など）にも貢献できるなど、独法では望めない役割も果たすこともできる。

（注：地方公営企業は、「公共の福祉の増進」とともに、「企業（として）の経済性を発揮する」ことが求められている［39］。自治体病院の場合には、地域が必要とする医療を提供し健康の維持・増進に努めることが「公共の福祉の増進」に該当すると思われるが、このような公共的な役割を果たすことを、ここでは「医療の公共性」と表現している）。

独法については、ガバナンス構造が適正化され、法的制約が全部適用よりも少ないことから、より柔軟な運営が可能となり、経営改革も迅速に進むと考えられる。平成21年度決算では、比較的対象病院数が少ない（21病院）ことから、分析するにはより慎重である必要があるが、独法への変更により決算状況は改善しており、経営形態の変更による経営改善の効果が表れていると報告されている［43］。ただ、他方では、自治体病院の持続的な存続の可能性については、全部適用よりも独法の方が低いことを覚悟しておく必要があると思われる。独法については、未だ実践された事例が少なく、制度化されてからあまり時間も経っていないので、その評価についてはなお今後の検証が必要である。

第3部

自治体病院の経営改革の実践

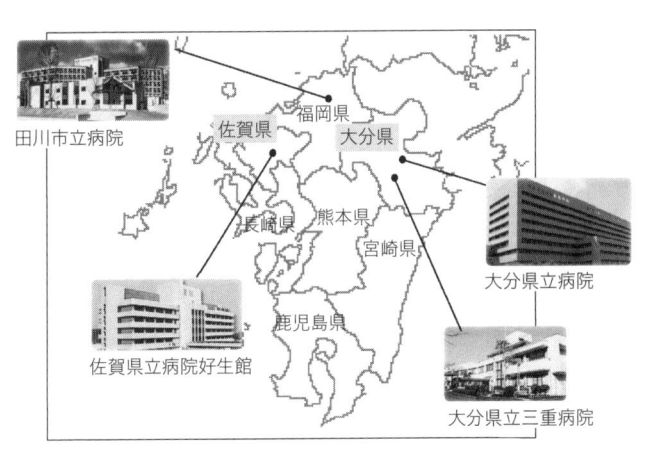

田川市立病院
佐賀県
福岡県
大分県
長崎県
熊本県
宮崎県
鹿児島県
佐賀県立病院好生館
大分県立病院
大分県立三重病院

本書に登場する公立病院

これまで、医療機関における経営改革を適切に行うにはどのようにすればよいのかについての三つのポイントのうち、「医療機関経営の原則」では、医療の質と経営の質の両方の向上をどう行うべきかについて、また、「自治体病院の経営改革の原則」では、病院団体の一つとしての自治体病院に特有の問題点と克服策、ならびに自治体病院の経営形態の得失と選別のあり方について述べた。

ここでは、これらの原則を踏まえつつ、第三のポイントである、医療機関において経営改革を適切に行うには、実践をどのようにすべきかについて述べる。

経営学では企業の実践事例から学ぶことが基本になっているので、医療経営学でも、経営改革の実践方法を医療機関における改革事例から学ぶことを重視すべきと考えられる。このような観点から、本章では、自治体病院に経営改革を行った二つの「実践事例」について提示する。ただ、注意していただきたいのは、二つの「実践事例」は、経営改革の実践全般と経営形態の比較の二つのテーマを含んでいることである。論文のタイトルにある経営形態の方だけにとらわれずに、経営改革の実践全般についても注目していただければ幸いである。

対象となるのは、歴史並びに規模とも九州を代表する大型（病床500床以上）の自治体病院である佐賀県立病院好生館と大分県立病院である。佐賀県立病院好生館は地方公営企業法一部適用（一部適用）の下で、また、大分県立病院は地方公営企業法全部適用（全部適用）の下で、それぞれにほぼ同様の手法を導入して経営改革を実践したものである。即ち、両病院ともに戦略経営の導入、医療者主導の運営による自律性醸成などを行いつつ、最終の業績評価で、それぞれの経営形態の影響を受けるものの、いずれの病院でも目標とする医療の質の向上ならびに経営の健全化（経営の質の

向上）が明らかに認められたことから、これらの手法の有効性を確認することができた。また、経営形態の異なる両病院の業績評価結果を比較することにより、全部適用の方が一部適用よりも経営改革により有効であることを、実践面においてある程度明らかにすることができた（[54]）。

著者は、平成10～15年度に佐賀県立病院好生館の病院長として、平成18～21年度に大分県立病院及び大分県立三重病院の病院事業管理者として勤務した。以下、佐賀県立病院好生館の経営改革については論文4、また全部適用に移行したばかりの大分県立病院の経営改革については論文5及び論文6を提示する。なお、戦略経営の導入をどのように行ったかなどの経営の実践についての詳細は論文5に記されている。

[参考] 佐賀県立病院好生館では、平成15年当時に経営形態の全部適用への移行を著者が強く提案したが、この時期には経営状態が黒字に転換していたこともあり据え置きとなったが、結局7年を経て、平成22年4月に一般地方独立行政法人（独法）に移行した（[56]）。また、大分県では、平成17年に、三重町とおがた町の合併で誕生した豊後大野市には、大分県立三重病院（165床、旧三重町）と公立おがた総合病院（148床、旧おがた町）の二つの公立病院が併存することになった。新市では高齢化と過疎化が進んでおり、両病院とも経営状況が良くなかったことから、平成19年5月頃に著者は病院事業管理者としての立場から大分県知事に対し両公立病院の統合を提案した。これは公立病院改革ガイドラインの制定公表（平成19年12月）の前に、これとは無関係にお願いしたものであった。県知事はすぐに賛成されて、県内での1年間の準備後、県知事主導の下に県と豊後大野市の間で統合の協議が急速に進められた。平成22年10月に両病院は統合され、豊後大野市民病院（199床）と豊後大野市民病院三重診療所に生まれ変わった（[57]）。

第6章 一部適用下の経営改革——佐賀県立病院好生館——

著者は、一部適用の自治体病院（佐賀県立病院好生館）で病院長を、全部適用の自治体病院（大分県立病院など2病院）で病院事業管理者を務めていて、一部適用と全部適用の二つの経営形態での病院管理を経験している。両病院ともに、医療の質の向上と経営の質の向上の観点から、戦略経営の導入、医療者主導の運営による自律性醸成などを行いつつ経営改革を進めた。

ここでは、医療の質の向上及び経営の質の向上を目指して、著者がどのように経営改革の方法を選び、どのように実践したか、そして、達成状況はどうであったかなどを示す。また、両方の経営形態を直接知る者としての立場から、一部適用において経営改革がどこまで可能で、その限界は何であったか、また、全部適用と比較しての優劣性について考察する。

両病院ともに戦略経営の導入、医療者主導の運営による自律性醸成などを行ったが、最終の業績評価で、それぞれの経営形態の影響を受けるものの、いずれの病院においても目標とする医療の質の向上ならびに経営の質の向上（経営の健全化）が明らかに認められたことから、これらの経営手法の有効性を

論文4　地方公営企業法一部適用は全部適用より不利か [6]

確認することができた。また、経営形態の異なる両病院の業績評価結果を比較することにより、全部適用の方が一部適用よりも経営改革により有効であることを、実践面においてある程度明らかにすることができた。

はじめに

国民医療費総枠の抑制を基調とする医療制度改革が進められるなか、診療報酬の大幅なマイナス改定が実施された平成18年度には、自治体病院の74パーセントが赤字と見込まれている [58]。経営改善を可能にする抜本的な改革の実行は、今や自治体病院にとって緊急を要する最大の課題のひとつである。自治体病院の経営状態が悪化する最も大きな理由は、その特有の経営形態にあるとされる。地方公営企業法一部適用（一部適用）の経営形態を取っている通常の自治体病院は、地方自治法、地方公務員法、地方公営企業法などの下に運営されているが、これらの法律には病院経営に必ずしも即しない諸制約が含まれているからである。たとえば、組織、人事、予算などの権限は首長が担い、病院長にはそれらの裁量権はほとんどないことなどである（[44]）。

自治体病院の経営改善を実現する抜本的な方法として、これらの法律に基づく諸制約を緩和し病院経営

147　第6章　一部適用下の経営改革

佐賀県立病院好生館，2003年当時

に即した体制にすること、すなわち、経営形態の変更をすることが指摘されてきた（[44]）。変わるべき形態として地方公営企業法全部適用（全部適用）、地方独立行政法人制度、指定管理者制度、現在検討中の社会医療法人制度などがある。因みに、全部適用病院は急速に増え、平成19年4月現在で、115団体264病院（全自治体病院の約26パーセント）に達している。

著者は、以前に一部適用の自治体病院（佐賀県立病院）で病院長を、現在（2008年1月執筆当時）は全部適用の自治体病院（大分県立病院など2病院）で病院事業管理者を務めていて、一部適用と全部適用の二つの経営形態を経験している。ここでは、両方の経営形態を直接知る者としての立場から、著者が一部適用病院で選んだ経営改革の方法ならびにその実践と実績を述べ、併せて、一部適用において経営改革がどこまで可能で、その限界は何か、また、全部適用と比較しての優劣性について考察する。

I 対象と方法

対象としたのは、一部適用の佐賀県立病院好生館（以下、好生館と略す、551床）である。好生館は

佐賀市に位置し、著者は平成10年4月から16年3月までの6年間病院長を務めた。好生館の経営改革に用いた方法は、表13に示す通りであり5項目からなる。

II 結　果

1 改革の実践と実績

(1) 病院の使命・役割の明確化

好生館は創設以来100年を超える歴史を有するが、改革にあたっては、まず好生館が現時点において県立の基幹病院として果たすべき使命・役割を改めて明確化し、その使命・役割に基づいた戦略経営を行う方式を採用した。具体的には、好生館の役割を、高度・専門医療の提供、不足する医療の補完、行政的な医療への対応、教育・研修の実施と限定した。その上で、急性期の高度・専門医療への重点化を開始し、他の医療機関で対応できる医療については、可及的に病診連携を通じてそれらの機関にお願いすることにした。

高度・専門医療については、がんセンター機能と救命救急センターの強化に力を入れた。がんセンター機能の強化では、不十分であった婦人科、泌尿器科、耳鼻咽喉科の3科にがんを専門とする助教授、講師クラスの医師を招聘し、放射線診断部門の医師1名を増員させ、全臓器がんに専門医療が提供できる体制を整備した。地域がん診療拠点病院の指定を受けるとともに、院内がん登録を導入、全国がんセンター協

表13　経営改革に用いた方法の概要

1．病院の使命・役割の明確化
　1）高度・専門医療の提供
　2）不足する医療の補完
　3）行政的な医療，特殊医療への対応
2．外部環境への対応
　1）国の医療制度改革への対応
　　・医療機能の分担と連携
　　　　急性期医療への転換，病診連携の推進，診療科・部門の再編と職員の再配置
3．内部環境の整備
　1）病院の基盤整備
　　・医師人材の獲得，情報システムの整備（IT化）
　2）教育・研修の推進
　　・医師の初期・後記臨床研修制度の充実，全職員を対象とした横断的教育
4．病院医療のあり方の改革
　1）医療の質の向上
　　・安全で信頼される医療，患者中心の医療，質の高い最新の医療
　2）医療の効率の向上
　　・医療の標準化
5．経営のあり方の改革
　1）経営体制の整備
　　・経営手法の整備
　　　　戦略経営の導入，事業計画の策定，業績評価の導入
　　・経営管理体制の整備
　　　　経営管理部門の整備，組織・人事・職員採用・給与・予算などの体制整備
　　・経営システムの整備
　　　　原価管理システムの導入，医事・物品・物流・医療機器購入システムの整備，外部委託の拡大
　2）経営の健全化
　　・経営改善体制の整備
　　　　経営改善委員会の活用化
　　・コスト意識の浸透
　　・収益の向上
　　　　診療単価の向上，病床利用率の向上，諸加算の取得，適正な保険診療の実践など
　　・費用の効率化
　　　　給与の見直し，診療材料費・減価償却費・その他経費の節減など

議会（[59]）に加盟して全国がん専門病院ネットワークに加わった。三次救命救急センターの強化では、救急専従医を3名から5名体制へと純増員し、高度医療機器の優先的整備、ICU、CCUに加えてSCUの新設を行った。その結果、「週刊朝日」において全国ベスト30、九州ベスト4の救命救急センターとして評価された（[60]）。

病院管理の立場からみると、一部適用の場合、医師を純増員する権限は当然首長（ここでは知事）にあるので、それを実現させるためには、病院長は強い意志のもとに相当の時間とエネルギーを注がねばならない。救命救急センターの強化において、最大の難関は救急専従医の純増員であった。好生館では、病院長自らが県庁に出かけ、知事に対して要望書を7回提出したが、これがきっかけとなり、最初の1名増員を2年がかりで実現することができた。ただ、佐賀県の場合、首長自らが県立病院を重視して病院長とのコミュニケーションに努めていたことが、このような結果につながったと思われる。

(2) 外部環境への対応

国の医療制度改革、とりわけ医療機能の分担と連携に対して平成11年度から対応した。急性期医療へ転換するために、在院日数の短縮、病床利用率の向上、病床一元管理体制の導入、クリティカル・パスの導入・推進を行った。病診連携では、連携室の創設、専従職員の配置、開放病床の導入、連携機関・紹介患者へのサービス向上などを、自治体病院としては早期に実現した。急性期・高度医療に重点化するには診療科・部門の再編ならびに職員配置の大幅見直しが必要である。そのため、急性期・高度専門医療に関わる診療科の医師10名を増員するとともに、地域の民間医療機関が既に役割を果たしている診療科2科（歯

科、東洋診療科)を廃止し、医師5名を減員した。部門でも、情報室、病診連携室、企画室などを新設し、新部門に職員4名を増員する一方、事務部門、医療技術部門などで11名を減員し、都合7名の減員とした。なかでも、検査部門には、自治体病院では稀なブランチラボを本格導入し、検査技師5名の減員・本庁への異動を行った。

管理上、職員の増減員・再配置など組織、人事に係る権限は首長にあり、診療科の廃止・医師の分限免職については議会の承認を必要とする。このため、一部適用下では、通常は職員の増減員・再配置の実現には多くの時間を要し、特に診療科の廃止・医師の分限免職に至っては実現困難であろう。幸い、著者の強い働きかけと、知事及び本庁担当部局職員の適正な理解があいまって、困難を克服しこれらを達成することができた。一部適用でも首長との相互理解が得られればここまで実現可能ではあったが、ただ、そのために多くの時間とエネルギーを要したことは問題である。

(3) 内部環境の整備

病院基盤の整備と教育・研修の推進に分けられ、病院基盤の整備では、医師人材と情報システムを、教育・研修では、医師の初期・後期臨床研修と全職員を対象とした横断的教育を重視した。医師人材の獲得では、部長採用に準公募制を導入し、院内での採用基準を作成した。原則として大学で講師以上の経験を有する医師の獲得を目指したが、幸い、助教授4名、講師8名の臨床にも優れた医師を迎えることができた。医療情報システムの構築(IT化)は特に重要と判断し、就任早々からトータル・オーダリングシステムの導入を開始した。平成10年度に予算を申請して承認され、準備期間を経て12年度に稼動を開始した。

完成までに2年半の月日と8億7千万円の費用を要した。医療情報室、ホームページ、LANなども設置した。

教育研修では、以前に院内で開始され消滅しかけていた好生館医学会を復活させ、これを軸にして全職種職員が一堂に会する病院全体としての教育研修の一層の充実を図った。臨床研修は、新臨床研修制度に向けて院内、県内の体制整備に努め、16年度より初期研修制度を24名体制とし、新たに26名程度の後期研修制度を新設した。

医師採用、教育研修に関しては、病院長の裁量権の下にあり、管理上特に支障はなかった。IT化については、赤字経営の初年度において約9億円もかかる予算が承認されたが、これは首長の理解によるところが大きかったと考えている。

(4) 病院医療のあり方の改革

病院医療の質を向上させることは基本的なことであり当然最も力を入れた。医療の質の向上に分けられるが、周知のことのためこのうちの医療の標準化についてのみ触れる。医療の標準化の観点から、クリニカル・パスを重視し、11年4月にパスの導入を開始し、委員会などの体制整備、院内研修・講演、パス大会の開催、主要疾患への導入、他病院の訪問などを順次行った。管理上は、一部適用でも十分に改革することが可能な分野であり、経営形態はほとんど関与しない。

(5) 経営のあり方の改革

医療は法的に保護された広い意味での統制経済の枠内にあり、医療機関での経営は民間企業の経営に比して前近代的であるとされている。特に自治体病院の経営は、その法的制約の故に旧態依然としており、また、一般会計繰入金が親方日の丸的体質を生みがちである。このため、総務省も民間経営手法の導入を薦めてきた〔61〕。

自治体病院の医療経営のあり方を改革するには、近代的な経営体制を整備するとともに、経営の健全化を図らねばならない。そこで、①経営体制の整備と②経営の健全化に分けた。病院管理の立場からみると、特に経営体制の整備については、一部適用の場合には法的制約を直接受けるため、本庁担当部局や病院事務局の理解が得られにくい領域である。そこで、院内内部制度で新たな経営体制を構築するなどの工夫を加えつつ、病院長の裁量権範囲内での改革の実現に努力した。

① 経営体制の整備

民間企業の経営手法を導入し、経営の近代化を図った。これは、①経営手法の整備、②経営管理体制の整備、③経営システムの整備に分けられる（表13）。

(a) 経営手法の整備

まず、民間の経営手法である戦略経営〔9〕〔62〕を導入した。これは、P・F・ドラッカー〔9〕も考え方を示しているが、学説としてはその後の多くの研究者により蓄積されてきた経営戦略論〔24〕（18～23ページ）に基づく経営手法で、病院の使命・役割を明確にし、外部・内部分析を行って戦略を抽出し、目標を設定して、事業計画を策定し、行動計画の下に実行するものである（図2）。もちろん、病院

第3部 自治体病院の経営改革の実践

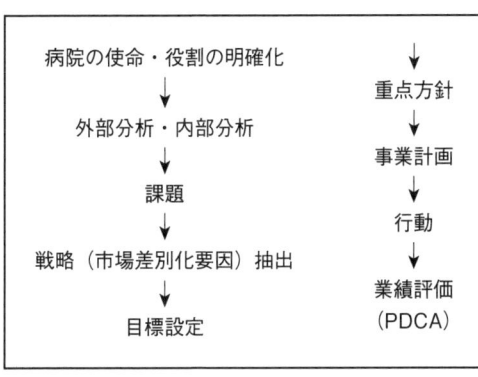

```
病院の使命・役割の明確化         ↓
        ↓                  重点方針
外部分析・内部分析                ↓
        ↓                  事業計画
      課題                    ↓
        ↓                   行動
戦略（市場差別化要因）抽出           ↓
        ↓                 業績評価
     目標設定                （PDCA）
```

図2　戦略経営

長自らが、原則3年間毎の中期事業計画（10〜11年度、12〜14年度、15〜17年度）と単年度計画を策定した。ただ、病院管理上、戦略経営を導入した経営は、担当部局や病院事務局の理解が得られにくかったことから院内扱いとして実施した。また、業績評価を導入し、評価結果を次年度事業に反映するようにした。

(b)　経営管理体制の整備

経営管理体制に関することは一部適用の法的制約を最も受けるため、その改革は当然非常に困難であった。具体的には、経営管理体制の構築に必要な組織、人事、予算などに関わる多くの事項についての要望は、ほとんど認められなかった。ただ、組織については、診療部門、看護部門、技術部門、事務部門の4部門の組織体制にすることができたが、安全管理室、教育研修センター、診療録管理室、リハビリテーション室、医療機器管理室などの新たな部門の新設については、とりあえず院内組織の形で設置し、その人事は併任で対応した。念願であった病院長直属の企画室の新設と民間人の配置については、2年がかりで著者の退職翌年（2004年）に認められた。

(c)　経営システムの整備

まず、原価計算による原価管理システムを導入した。原価計算に基づく診療科別・部門別の経営分析と評価を行い公表するとともに、経営分析に基づいて科別・部門別の次年度事業計画を部長に立案してもらい、面接による意見交換を行った。さらにこの経営分析に基づき、医師を始めとする職員の再配置を実行した。これらは、職員の意識改革や経営改善にもつながった。

医事システムでは、トータル・オーダリングシステムを導入したが、これは、診療内容のより客観的で迅速な把握を可能とし、請求漏れ防止にも貢献した。物品・物流管理システムでは、薬品および診療材料の管理がおざなりであったため、その管理システムを整備しなおした。品目のリストアップと整理・縮減、委員会の活性化、効率的購入などである。物流では、SPD (Supply Processing & Distribution)方式を導入し、物品出入を把握し管理できる体制を整備した。医療機器購入システムでは、対費用効果を原則とし面接による院長裁定方式を導入した。外部委託の拡大では、検査科へのブランチラボ導入、SPDの導入、白衣庫管理・守衛業務の見直しなどを実施した。外部委託による職員削減は、強化すべき部門への職員増員に寄与した。

② 経営の健全化

経営の健全化は、①経営改善体制の整備、②コスト意識の浸透、③収益の向上、④費用の効率化などに分けられる（表13）。①経営改善体制の整備では、既存の県および館内経営改善委員会を活性化し、経営改善計画（9〜11年度、12〜14年度、15〜17年度）を作成して実行し、単年度毎に経営状況を評価し、次の活動計画につなげた。②コスト意識の浸透では、病院の経営状況、赤字決算を全職員に公表し、健全経営の重要性の周知を図った。診療科別、部門別原価計算による診療科別、部門別経営状況の評価を行い、

経営改善策を各科・部門で検討してもらった。医療機器などの購入に費用対効果の遵守を導入した。職員は、次第にコスト意識を持つように変わった。

③収益の向上は多岐にわたるが、直接的には診療単価の向上、病床利用率の向上、諸加算の取得、適正な保険診療の実践などを実行した。適正な保健診療については、医事課のレベルアップ、診療報酬請求システムのIT化、請求漏れ防止、保険診療の研修、院外の診療報酬審査委員会との連携強化などを行い、査定減を就任当初の1.0パーセントから0.5パーセントに引き下げることができた。請求漏れ防止のためには、小委員会、研修会、コンサルの介入などを行ったが、オーダリングシステムおよびSPDの導入が最も有効に作用した。また、診療報酬の審査機関において高度医療への理解を得るため、県診療報酬審査委員会会長・委員への副院長・医師の派遣、社会保険事務所との積極的コミュニケーションなどを実施した。④費用の効率化も多岐にわたるが、給与費の見直し、診療材料費、減価償却費及びその他の経費の節減などを実践した。

2　総合評価

6年間にわたる事業計画の達成状況を総合評価した。その結果、病院の使命・役割の明確化（主要課題：県立病院としての役割の明確化とその重点的強化）、外部環境への対応（医療制度改革への対応）内部環境の整備（病院医療の基盤整備）の3項目についてはおおむね達成、病院医療のあり方の改革（質の高い効率的な医療の提供）についてはかなり達成、経営のあり方の改革（経営管理体制の構築と黒字経営への転換）については、地方公営企業法一部適用の制約外事項に限ればかなり達成と、それぞれ判定した。

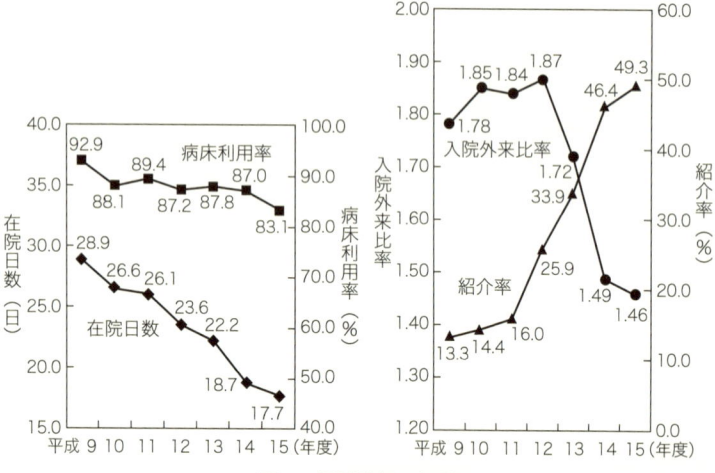

図3　経営指標の推移

特に健全経営の達成については、長年の赤字体質を脱却し、経常収支の黒字化を就任4年目から3年連続してなしえたことから、一応果たすことができたと判断している。図3は、経営指標の推移を示すが、病床利用率をあまり落とさずに在院日数を下げることができ、紹介率を上げつつ外来入院比率を下げることができた。図4は、平成10年度から15年度についての経常収支の推移を示すが、平成10年度3・4億円の赤字から順次改善され、4年目から黒字に転じ、以後、黒字基調で進んだ。これに伴い、累積赤字も最終的に16億円にまで改善された。健全経営の達成は、直接的には医療制度改革への適切な対応や経営改善努力、間接的には県立病院としての役割の明確化、病院の基盤整備、医療の質と効率の向上など、まさに戦略の総合的実践によってもたらされたものであろうと判断された。

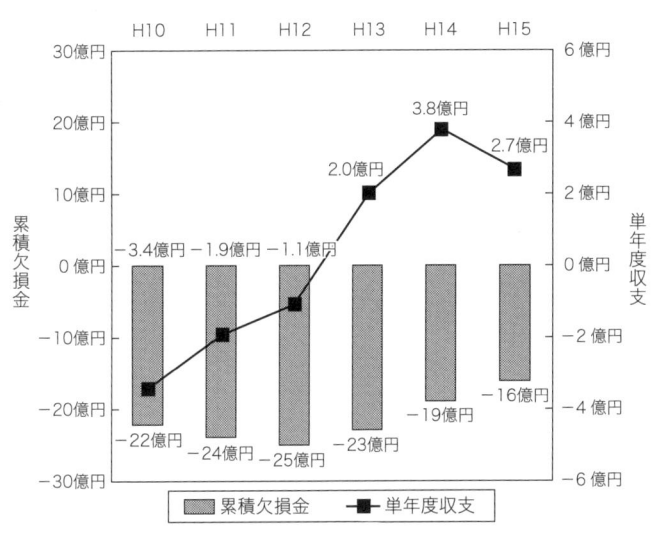

図4 経常収支，累積欠損金の推移

III 考察

1 一部適用の法的制約

　自治体病院は地方公営企業法に則り運営されているが、地方公営企業法の一部が適用される一部適用と全部が適用される全部適用の二通りがある。一部適用の自治体病院では、地方公営企業法の財務規定のみが適用され、地方公務員法、地方自治体法などに則り首長によって運営されるため、病院長には組織、人事、予算などに関する権限をほとんど与えられない（表14）。この点は、一部適用の自治体病院が、他の国・公立病院、公的病院及び民間病院などと大きく異なるところである。これに対して、地方公営企業法の全部適用の場合には、新たに管理者（病院事業管理者、企業長などと呼称）が置かれ、組織に関する規定及び職員の身分取扱い

表14 地方公営企業法一部適用と全部適用のおよその比較

	一部適用	全部適用
病院事業の管理	首長の権限	首長の権限を一部限定して病院事業管理者へ委譲 但し，首長の調整権あり
組織 　病院事業管理者の設置 　内部組織の設定 　予算の原案作成 　予算の調整	 なし 首長の権限 首長の権限 首長の権限	 あり 管理者の権限 管理者の権限 首長の権限
議会 　議案の提案	 首長の権限	 首長の権限
人事 　任免	 首長の権限	 企業職員：管理者の権限 交流職員：首長の同意必要
組合	職員団体	労働組合

一部適用：地方公営企業法一部適用，全部適用：地方公営企業法全部適用

に関する規定が適用され、首長から病院事業管理者に対して組織、人事、予算などについての権限が一部条件付で委譲される。このため、病院事業管理者が医療に通じている場合には、病院事業管理者は院長の要望などに対してより迅速に、そして柔軟に対応することができることになる。

2　首長などとのコミュニケーションの重要性

一部適用の病院で組織、人事、予算などに関わる改革を行うには、病院長の要請を受けて、管理者である首長（実際には本庁担当部局）が許可を与え、病院長が執行することになる。これらの権限は首長が保持し、病院長にはないからである。このため、一部適用下での改革の達成は、首長及び担当部局と病院長の密接なコミュニケーション、さらには首長、保健福祉部や総務部などの担当部局職員の病院医療に対する深い理解の存在が前提となる。ただ、首長とのコミュニケーションを取ることは、首長が超多

忙のため物理的に容易ではない。また、担当部局の職員は原則3年で入れ替わるため、病院医療についての深い理解を求めることは困難なことが多い。従って、一般的には、この制度の下で、病院長が組織、人事、予算に関わる改革を行うことは相当に困難であると言えよう。

実際の現場においては、組織、人事、予算などに関わる改革事項は、福祉保健部などの担当部局の判断で済むもの、首長までの判断がいるもの、条例改正など議会の承認がいるもの、地方公務員法や地方自治法の法的制約に関わるものなどに分けられる。このうち、担当部局の判断で済むもの、首長までの判断がいるものについては、首長や担当部局と病院長との相互理解が得られてさえいれば解決されるものも多々あると言えよう。これに対し、議会の承認がいるもの、地方公務員法や地方自治法の法的制約に関わるものなどの改革についてはより困難となる。

3 一部適用で経営改革はどこまで可能か、その限界は？

自治体病院の経営改革を行うための方法として五項目を挙げたが（表13）、このうち、一部適用下で改革が可能である事項としては以下の通りである。「病院の使命・役割の明確化」、および「病院医療のあり方の改革」については十分可能であり、「外部環境への対応」および「内部環境の整備」については、人事に関することを除けばほぼ可能である。「経営のあり方の改革」についても、「経営体制の整備」のうちの「経営システムの整備」、また、「経営の健全化」についてはかなり可能である。

これに対し、一部適用下では改革が困難な事項としては、「経営のあり方の改革」のうちの「経営体制の整備」、とくに「経営管理体制の整備」や「経営手法の整備」が挙げられる。このほか、「外部環境への

対応」のうちの「国の医療制度改革への対応」、とくに「診療科の再編と職員の再配置」や、「内部環境の整備」のうちの「病院の基盤整備」、とくに「医師人材の獲得」など、人事に関することには実現に相当の時間とエネルギーを要すると言えよう。総じていえば、医療面の改革はかなり可能であるが、経営面での改革は相当の困難を伴うと言えよう。

4 一部適用と全部適用との比較

それでは、全部適用の場合には、どこまで改革の幅が広がるのであろうか。詳細は別報に譲るが、「経営のあり方の改革」のうちの「経営管理体制の整備」や「経営手法の整備」についても、かなりの部分の改革が可能になりそうである。また、「診療科の再編と職員の再配置」や「医師人材の獲得」などの人事に関することについては相当迅速な改革が可能になると思われる。全部適用においても法的制約は依然として存在するが、一部適用に比べれば、改革に要する時間とエネルギーは大幅に軽減されそうである。

5 経営改革を行う上での一部適用の優劣性

いずれにせよ、一部適用の制度の下で、病院経営の中枢となる組織、人事、予算などの改革を行うのは相当に困難なことであり、また、改革が可能になったとしてもその実現までにはかなりの時間とエネルギーを必要とする。今日、医療制度改革が急ピッチで進められ、早期の健全経営が強く求められていることを考慮に入れれば、経営面での改革に時間とエネルギーを要し、経営改善の達成に遅れをとるこの制度は、全部適用に比して今後ますます不利になると考えられる。

要　約

　対象としたのは、佐賀市に立地する地方公営企業法一部適用（一部適用）の佐賀県立病院好生館（好生館、551床）であり、著者は平成10年4月から16年3月までの6年間病院長を勤めた。経営改革に用いた方法は、病院の使命・役割の明確化、外部環境への対応、内部環境の整備、病院医療のあり方の改革、経営のあり方の改革の5項目からなる。まず好生館が現時点において県立の基幹病院として果たすべき使命・役割を改めて明確化し、経営手法として戦略経営を行う方式を採用した。外部環境への対応では、国の医療制度改革、とりわけ医療機能の分担と連携に対して平成11年度から対応し、急性期医療への転換と病診連携の推進を自治体病院としては早期に実現した。内部環境の整備は、病院基盤の整備と教育・研修の推進に分けられ、病院基盤の整備では、医師人材と情報システムを、教育・研修では、医師の初期・後期臨床研修と全職員を対象とした横断的教育を重視した。病院医療のあり方の改革では、近代的な経営体制と効率の向上に分けられるが、特に医療の標準化を進めた。経営体制の整備は、経営手法の整備、経営管理体制の整備、を整備するとともに、経営の健全化を図った。一部適用の場合には法的制約を直接受け本庁担当部局や病院事務局の理経営システムの整備からなるが、解が得られにくいため、院内内部制度で新たな経営体制を構築するなどの工夫を加えつつ、病院長の裁量権範囲内での改革の実現に努力した。経営の健全化は、経営改善体制の整備、コスト意識の浸透、収益の向上、費用の効率化などを行った。

第6章　一部適用下の経営改革

6年後における事業計画の達成状況についての総合評価では、病院の使命・役割の明確化(主要課題‥県立病院としての役割の明確化とその重点的強化)、外部環境への対応(医療制度改革への対応)、内部環境の整備(病院医療の基盤整備)の3項目についてはおおむね達成、病院医療のあり方の改革(質の高い効率的な医療の提供)についてはかなり達成、経営のあり方の改革(経営管理体制の構築と黒字経営への転換)については、一部適用の制約外事項に限ればかなり達成と、それぞれ判定した。ただ、法的な制約のある事項についてはほとんど達成できなかった。

健全経営の達成については、長年の赤字体質を脱却し、経常収支の黒字化を就任4年目から3年連続してなしえたことから、一応果たすことができたと判断している。これに伴い、累積赤字も最終的に16億円にまで改善された。健全経営の達成は、直接的には医療制度改革への適切な対応や経営改善の努力、間接的には県立病院としての役割の明確化、病院の基盤整備、医療の質と効率の向上など、まさに戦略の総合的実践によってもたらされたものであろうと判断された。

第7章 全部適用下の経営改革(1) ——大分県立病院——

全部適用の大分県立病院における経営改革事例を本章と次章に分けて示す。本章(論文5)では、医療の質の向上及び経営の質の向上を目指しながら、著者がどのように経営改革の方法を選び実践したか、そして、業績評価による目標の達成状況はどうであったかなどを示す。経営改革の方法は、一部適用の佐賀県立病院好生館(好生館)とほぼ同様であり、経営の質の向上についても同様に戦略経営の導入、医療者主導の運営による自律性醸成などを行った。それと同時に、両病院における経営改革実践状況および目標の達成状況を比較することにより、全部適用化の実際の効果について検討した。経営改革の達成状況の評価は、論文5では、大分県立病院は中期事業計画の前半2年間(平成18〜19年度)の中間評価、好生館は中期事業計画の6年間(平成10〜15年度)の最終評価によった。

最終の業績評価で、それぞれの経営形態の影響を受けるものの、いずれの病院においても目標とする医療の質の向上ならびに経営の質の向上(経営の健全化)が明らかに認められたことから、これらの経営改革の方法が有効であることを確認することができた。また、経営形態の異なる両病院の業績評価結

果を比較することにより、全部適用の方が一部適用よりも経営改革により有効であることを、実践面においてある程度明らかにすることができた。

論文5　地方公営企業法全部適用こそ医療の公共性と経済性の両立に最適の経営形態である［7］

はじめに

　自治体病院経営の基本原則として、経営性を発揮するとともに公共の福祉を増進することが定められている［39］。自治体病院の経営状態は悪化しており、公立病院改革ガイドライン［1］は待ったなしの経営改革を求めている。自治体病院の経営改革の柱のひとつとして経営形態の変更があるが、自治体病院にとって最適の経営形態は何であろうか。自治体病院が持続的に存続していくためには、自治体病院本来の存在意義を果たすこと、即ち医療の公共性の保持（注：ここでは地域が必要とする医療を提供するなど自治体病院としての公共的な役割を果たすことを医療の公共性と記述している）とともに経済性の発揮が欠かせない。そうであれば最適の経営形態は、医療の公共性と経済性の両立を可能にするものでなければならないことは明らかである。
　医療の公共性と経済性の両立との観点に立てば、選択の対象となる経営形態は地方公営企業法の全部適用もしくは地方独立行政法人であろう。著者は、現場での経験と法律的観点から、第一報（本書では論文

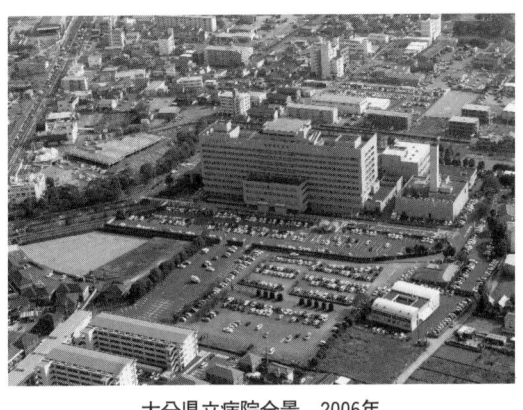

4）で、自治体病院の経営改革を行う上で一部適用は全部適用より不利であること（[6]）、第二報（本書では論文2）で、法律的観点からみると、全部適用による法的制約の緩和は部分的かつ僅かであること（[4]）を述べた。

著者は、現在（2008年3月執筆当時）、全部適用の大分県立病院において、一部適用の佐賀県立病院好生館（好生館）で用いたのとほぼ同様な方法で経営改革を行っている。

大分県立病院全景，2006年

大分県立病院における中期事業計画の前半2年間の中間評価を、好生館における中期事業計画の6年間の最終評価と比較すると、全部適用化の実際の効果は、地方公営企業法に記された個別条項の規定から解釈される法的制約の緩和に基づく効果よりはるかに大きいことが明らかとなった。即ち、大分県立病院の中期事業計画の目標は、医療の質の向上、経営の健全化（経営の質の向上）とも、好生館に比してより早期に同程度に達成され、収支については2年目に25年ぶりの黒字化が成し遂げられた。

本論文では、大分県立病院で行ってきた経営改革の方法と実績について述べ、併せて、全部適用は、医療の公共性と経済性の両立の観点からみて、現時点では自治体病院にとって最適の経営形態と考えられることについて言及する。

I 対象と方法

1 対象

対象としたのは、平成18年4月から20年3月までの大分県立病院（554床）である。大分県には大分県立三重病院（165床）を含め2県立病院があり、18年4月1日に一部適用から全部適用に移行した。一部適用の佐賀県立病院好生館（551床）をその対照とした（[6]）。好生館は、大分県立病院とほぼ同規模で、著者は平成10年4月から16年3月までの6年間病院長を勤めた。初代病院事業管理者に著者が任命されて2年3か月が経過している（[7]）。

2 方法

(1) 経営改革の方法

大分県立病院の経営改革の方法を表15に示した。好生館（[6]）とほぼ同様であるが、大分県立病院には、県の行財政改革への対応、医師不足への対応、県立2病院連結体制の構築の3項目が加わった。

(2) 経営手法

戦略経営を導入した（[9] [62]）。病院の基本理念、使命・役割を明確に設定し、外部環境及び内部環

境の分析を行い、分析結果に基づいて課題（問題点）を抽出し、経営の基本方針（市場差別化要因／戦略）を決定し、目標を設定した。

① 基本理念及び使命・役割

基本理念は「県民が安心できる医療の提供、経営の健全化を実現し、日本をリードする自治体病院として貢献する」、使命・役割は「高度専門医療の提供、不足する医療の補完、特殊医療・行政的医療の提供、教育研修の実施」と設定した。

② 外部環境の分析結果

国の医療改革の動向：国は、我が国の医療制度が持続可能となるために、その構造改革を進めている。医療提供体制の改革は、医療機能の分担と連携を中心に進められ、また、医療保険制度の改革は、総医療費抑制を目的として、診療報酬体系の見直しによる医療の重点化・包括化などが行われている。

全国の公立・公的病院の動向：国立大学や国立病院は平成16年4月に独立行政法人に移行し、また、自治体病院でも、地方自治体の財政悪化に伴い強く経営の健全化が求められ、地方公営企業の全部適用や独法への移行、公設民営化などが行われている。

大分県行財政改革プラン：県においては財政状況が危機的状況に陥ることが見込まれたため、平成16年度から20年度までの5年間を期間とする「大分県行財政改革プラン」（63）が策定され、県立病院には一般会計繰入金の削減、定数削減、全部適用への移行、経営健全化の達成などが求められた。

大分県内の医療動向：大分県が策定した地域医療保険計画、三菱総合研究所に依頼した医療需要供給調査などから県立病院が供給すべき医療ニーズについて分析した。その結果、本県の悪性腫瘍、心疾患、脳

表15　経営改革の方法

（1）病院の使命・役割の明確化とその実践 　① 県立病院が担うべき医療の明確化 　　　医療需要供給調査・医療ニーズ特定 　② 高度・専門医療の提供 　　・救急医療及び循環器医療（心筋梗塞・脳卒中）の強化 　　　　新型救命救急センターの開設，ICU・CCU・SCU設置，ヘリポート活用 　　・がんセンターの強化 　　　　がん拠点病院指定，全国がんセンター協議会加盟，集学的治療充実，緩和医療チーム整備，院内がん登録整備，相談支援センター設置 　　・周産期医療の充実 　　　　総合周産期母子医療センターの活動推進 　③ 不足する医療の補完 　　　小児医療 　④ 行政的な医療，特殊医療への対応 　　　感染症医療，災害医療 （2）外部環境への対応 　① 国の医療制度改革への対応 　　・急性期医療への徹底した転換 　　　　在院日数短縮，手術室・ICUの有効利用，診療科・部門の再編と職員配置見直し 　　・医療連携の推進 　　　　地域連携室整備，開放病床導入，連携交流会開催，紹介・逆紹介向上，地域連携拠点病院指定 　② 県の行財政改革への対応 　　　一般会計繰入の適正化，地方公務員の削減 　③ 医師不足への対応 （3）内部環境の整備 　① 病院の基盤整備 　　・人材 　　　　医師・看護師の獲得，交流職員の適材確保，プロパー職員採用，現業職員活用 　　・情報システム整備（IT化） 　　　　管理室設置，DPCシステム対応，電子カルテ導入 　② 教育・研修の推進 　　　初期研修医制度充実・後期研修医制度新設，教育研修センター設置，2病院総合医学会開催，TQM活動 　③ 県立2病院連結体制の構築 　　　医師派遣，教育研修共同実施，物品共同購入，委託の同一業者化

(4) 病院医療のあり方の改革
 ① 医療の質の向上
　　　セカンドオピニオン実施，患者満足度向上，診療成績公表，年報発刊
 ② 医療の効率の向上
　　　DPC 対象病院指定，パス大会開催，医材・滅菌材料の効率化
(5) 経営のあり方の改革 1　経営体制の整備
 ① 経営手法の刷新
　　　戦略経営の導入，中期事業計画策定，PDCA 実施
 ② 経営管理体制の刷新
　　　トップ・マネジメント整備，企画部門設置，病院組織及び会議・委員会見直し，能力主義導入，病院局による採用試験導入，プロパー職員採用，交流職員見直し，手当の見直し，病院主導予算編成
 ③ 経営システムの刷新
　　　診療科別・部門別・PDC 別原価計算導入，物品・物流・委託・医療機器購入保守の見直し，ジェネリック医薬品導入，中材部門再構築，経費の適正化
(6) 経営のあり方の改革 2　経営の健全化
 ① コスト意識の浸透
 ② 経営改善体制整備
　　　経営改善推進委員会の設置，外部委員による評価，中期事業計画中間まとめ作成
 ③ 競争原理の徹底した導入
　　　一般競争入札の導入，随意契約の原則禁止
 ④ 費用対効果の遵守
 ⑤ 収益の向上
 ⑥ 費用の効率化
 ⑦ 経営分析・課題把握

血管疾患の死亡率は、全国順位がいずれも10位台と高く、また、2025年にかけてのこれらの疾患の伸び率も高いと推測されるので、県立病院におけるこれらの疾患に対する診療体制の強化が必要と考えられた。救急医療についても、三次救急患者が県内数箇所の医療機関に分散されており、心疾患、脳血管疾患の死亡率が高いこととの関連性が考えられることから、同様に、県立病院における三次救急医療の強化が必要と考えられた。

③ 内部環境の分析結果

(a) 医療の状況

中核施設としての役割：周産期医療や小児医療では県内の中核施設としての機能を果たしているが、がん、脳・心循環器に対する高度専門医療及び高度の救急医療を提供する役割を十分に果たしていない。また、急性期医療への転換及び病診連携への取組みが遅れ、急性期病院として必要な外科系分野の機能強化や患者の紹介・逆紹介などが進んでいない。

医療の質や効率：最新医療機器の導入や診療成績の分析・公表など学術的な取組みが十分でない。チーム医療、クリニカル・パス、医療の包括化（DPC）など病院医療の質の向上や標準化への新たな動向への取組みに遅れが見られる。

病院の基盤：急性期医療、救急医療、がん高度専門医療の人材確保が十分でない。ITに関しては、医療情報システムの統合的な整備が十分でなく、電子カルテの取組みもされていない。

教育研修：新臨床研修制度への取組みが著しく遅れ、管理型研修医の応募がほとんどない。後期臨床研修制度への取組みがされていない。職員全体を対象とした教育研修体制が整備されていないため、病院全

体としての新たな医療動向への職員の学習が遅れている。

(b) 経営の状況

医療制度改革への取組み‥急性期医療への転換及び病診連携への取組みが遅れているため、急性期特定病院や地域医療支援病院の加算を得る機会を逃している。

県の行財政改革‥17年度の病院局における一般会計繰入金は25億4千万円、定数は690名であり、繰入金及び定数の削減が課題となっている。

県立2病院の連携‥これまで医療、経営とも連携は希薄である。

経営管理体制‥一部適用であったためか、トップ・マネジメント体制、経営管理体制が不十分であり、病院の使命・役割に基づく一貫した経営手法も取られていない。

経営改善努力‥収支均衡を目指した体系的な経営改善計画の策定及び第三者による評価がされていない。病院の使命・役割に基づいて医療機能を強化して、結果として収益の増加を図る手法や、また、原価計算、費用対効果、競争原理の導入により、客観的に費用を縮減する手法が取られていない。

自律心‥親方日の丸的依存体質が残っており、自律心の醸成が十分でない。職員のコスト意識も低い。

(c) 収支の状況

昭和57年から平成17年度まで25年間にわたり経常赤字を出し続けており、17年度現在の累積赤字は57億6千万円となっている。因みに全部適用に移行する直前の17年度においては、経常収益119億3千万円、経常費用124億1千万円、経常収支△4億8千万円で、医業収益101億7千万円、医業費用113億1千万円、医業収支△11億4千万円である。

表16　経営の基本方針（中期事業計画の項目）

第1の柱　医療の質の向上
　①県民が安心できる医療の実現
　②質の高い効率的な医療の実現
　③病院基盤の整備
　④教育研修の推進
第2の柱　経営の健全化
　①国の医療制度改革の実行
　②県行財政改革の実行
　③2病院連結体制の構築
　④経営管理体制の整備
　⑤経営改善の実行

④　担うべき医療と経営の基本方針

調査結果の分析から、県立病院が担うべき医療を、がん医療、循環器医療、救急医療、周産期医療などの高度・専門医療の提供、小児医療などの不足する医療の補完、感染症、災害などへの行政的な医療への対応と定めた。基本方針は、第1の柱　医療の質の向上、第2の柱　経営の健全化に分けられるが、内容は表16に示した。

(3) 中期事業計画と目標管理

基本方針に基づき、平成18年9月に中期事業計画（64）を策定した。これは、平成18年度から21年度の4年間を計画期間とし、基本方針の各項目について重点方針を挙げた。中期事業計画には目標管理を導入し、「医療の質の向上」及び「経営の健全化（経営の質の向上）」の重点方針に沿い単年度事業計画を策定し、プロジェクト（表17）、重要項目、行動計画を設定し、実行に移した。単年度毎に「医療の質の向上」、「経営の健全化」、「収支」について、各年度の目標とその評価基準（指標）に基づいて定量的または定性的に業績評価を実施し、目標達成状況を判定した。また、当年度の課題を抽出し、それらを次年度の事業計画に反映させるいわゆるPDCAを実行した。中期事業計画の外部評価は、外部評価委員を交えた「経営改善推進委員会」が行い、各年度毎に経営状況及び経営改善の進捗状況を同委員会について、各年度の目標とその評価基準（指標）を定めた。各年度については、

表17 プロジェクトの項目

	平成18年度	平成19年度
医療の質の向上	救急 がん 総合情報ネットワーク 　　（DPC，電子カルテ） 病診連携	救急 がん 総合情報ネットワーク 　　（DPC，電子カルテ） 病診連携 急性期医療（7：1看護，病棟再編，手術中材室） 教育・研修
経営の健全化	物品・物流 外部委託 経費検討	
		行動計画 部門評価 病院経営に即した組織・人事・予算
関連委員会	2病院連結委員会 総合的教育研修委員会	

が検証・評価している。平成20年度の早い時期に中間のまとめを行うこととしている。

(4) 中期事業計画の達成状況と全部適用化の効果の判定

前半2年間における中期事業計画の達成状況を、好生館の場合（[6]）と同様におおまかに評価し、達成状況の程度を、おおむね達成、かなり達成、や や達成、非達成の4段階に分け判定した。全部適用化の実際の効果については、中期事業計画の達成に全部適用化がどの程度の効果を及ぼしたかについておおまかに評価し、その程度を指標として、全部適用化の効果の程度を、大、中、小、なし～ほとんどなしの4段階に分け判定した。全部適用化の効果には、全部適用化された病院現場で得られる実際の効果と地方公営企業法に記述された法的制約の緩和によって得られると期待される効果、即ち法理論上の全部適用化の効果とが考えられる。法理論上の全部適用化の効果

II 結果

1 改革の実践と実績

(1) 病院の使命・役割の明確化

① 高度・専門医療の提供

周産期医療と小児医療は充実していることから、遅れている救急医療、循環器医療（心筋梗塞・脳卒中）、がん医療を強化した。救急医療は、平成20年度に三次救命救急センターを開設することとし、19年5月にまず救急部を新設、杏林大学高度救命救急センターから救急専門医を部長に招聘、看護師も7名から10名体制に増員した。新型救命救急センターは、19年度末に県医療計画で承認され、20年11月に開設予定となった。ICU4床（CCU・SCUを含む）、HCU8床の計12床、センター長を含めて専従医師5名（4名増員）、看護師32名（25名増員）の体制である。現在（２００８年3月当時）、総費用1億2千

を、さらに個別具体的な条項の規定から解釈される法的制約の緩和に基づく効果（個別条項の規定による効果）と病院事業管理者の設置により得られる総体的な効果（病院事業管理者設置による効果）とに分けた。個別条項の規定による全部適用化の効果の程度は、法律上の個別条項の規定から想定される効果を指標とし、また、病院事業管理者設置による全部適用化の効果の程度は、法律上の病院事業管理者の権限から想定される効果を指標とし、それぞれ4段階に分け判定した。

万円をかけて病棟及び外来の改修工事が行われている。救急患者数は、17年度8,958名（うち救急車搬送1,935名、手術314名）、18年度10,080名（2,110名、348名）、19年度9,663名（2,423名、390名）と重傷者が増加しつつある。心筋梗塞・脳卒中を対象とする循環器医療では、18年8月にICU病床を4床から6床に増床、麻酔科医を5名から7名に、看護師を16名から24名に増員し、新たにICU部長を置いた。18年度にCTを更新、19年度には脳血管疾患対応の血管造影装置を購入した。ICU入室者数は、17年度236名、18年度312名、19年度532名と増加している。がん医療については、18年度に院内がん登録を開始し、がん治療成績の把握と公表を行うとともに、緩和ケアチームの立ち上げ、がん相談支援センター、セカンドオピニオン外来の設置、県内医療従事者への教育・研修及び県民への啓発活動などを実施した。19年度には引き続き地域がん診療拠点病院の指定を受け、また、全国がんセンター協議会への加盟が認められた。臨床では、全臓器についてがん専門医による高度集学的治療を目指し、血液内科、消化器内科、放射線科、腫瘍専門医の1名定数増を実施した。がん入院患者数は、17年度2,749名、18年度3,054名、19年度3,139名と増加している。

〔全部適用化の効果〕病院の使命・役割を明確化し、基本方針に基づいて救急救命センターの設置、がん拠点病院指定・全国がんセンター協議会加盟をほぼ予定通り短期間で実現できたが、これは病院事業管理者が、強いリーダーシップを発揮しやすいこと、定数内での任免や予算原案作成の権限を委譲されたことにより、医師・看護師の増員（定数内）や予算の調整を迅速に行えるようになったことによると思われる。全部適用化の効果の程度を**大**と判定し、一部適用の場合であれば、もっと多くの時間を要したであろう。

(2) 外部環境への対応

① 国の医療制度改革への対応

平成18年度早々から急性期医療への徹底した転換と病診連携の推進を図った。急性期医療へ徹底して転換するために、在院日数の短縮、パスの推進、手術室及びICUの増床、麻酔科医師2名増員、病床利用率の向上、亜急性病床設置、理学療法士1名増員などを行った。病床利用率の向上には、看護部門中心の空床一元管理システムの設置が効力を発揮したが、これは18年度に看護部長を副院長に格上げしたことによるモチベーション亢進が関与していると思われた。在院日数と病床利用率は、それぞれ17年度16・5日、89・7パーセント、18年度15・5日、90・3パーセント、19年度15・4日、91・2パーセントと改善されている。病診連携も早期に本格的導入を開始し、院長が医療機関を訪問するとともに、地域連携室整備、開放病床導入、医療機関との連携体制整備、連携交流会の開催などを年度内に実施した。地域医療支援病院指定を目指し、紹介・逆紹介の向上に努めている。紹介率・逆紹介率は、それぞれ17年度41・9パーセント、22・6パーセント、18年度44・9パーセント、26・1パーセント、19年度50・0パーセント、43・5パーセントとやや伸び悩んでいる。

② 県の行財政改革への対応

全部適用化については、法的制約が緩和された事項、即ち、管理体制、組織、人事、任用、給与、予算、議会などについて確実な実現に取り組んできた。一般会計繰入は、病院局全体としては平成17年度25・4億円、18年度20・6億円、19年度19・4億円、20年度18・6億円であり、18年度に前年度に比し4・8億円（大分県立病院は6・3億円）削減した。地方公務員の削減については、プランに沿い給食の委託、調

理員などの現業の知事部局への移管などによって、16年度9名、17年度9名、18年度24名、19年度1名の計43名（18〜19年度は25名）を削減した。一方、全部適用に伴い、18年度に知事部局から病院局への定数移管13名があり、また、中期事業計画などによる体制強化分として、19年度に大分県立病院で医師2名、看護師2名、診療情報管理士1名の増、三重病院で医師2名増、事務などの4名減で計3名増、20年度には高度救急医療に医師4名、看護師20名、その他の体制強化に医師3名、放射線技師1名、教育研修センター1名の増、現業に医師3名減による計26名増、合わせて2年間で29名を増員した。

③ 医師不足への対応

大分県立病院での医師不足問題は、中期事業計画作成後に顕在化したので、19年度になって事業計画に追加した新たな課題である。医師不足への対策として、18年度に県内定着医師の増大を進める観点から初期臨床研修医の定数拡充、自院定着医師の増大を進める観点から後期研修医制度の設置を行い、初期研修医24名及び後期研修医21名の体制とした。また、福祉保健部による一連の大分県医師確保対策のうち、大分大学医学部3年編入時の県内枠採用制度に協力して、県立病院における後期研修受入れを行った。各関連大学からの医師派遣は最も重要なため一層の連携強化に努め、幸い救命救急センター専従医5名のほか、麻酔科2名、代謝内科、消化器内科、外科、形成外科の各1名を増員できたが、他方では精神科2名総引上げや、複数科での医師の欠員や増員不能が生じた。20年度の事業計画から新たに医師確保プロジェクトを立ち上げ、総合医師確保対策に取り組むこととしている。

〔全部適用化の効果〕 全部適用化により、正規職員の定数内の任免（配分）並びに非常勤・臨時職員の採用及び定数管理の権限がいずれも首長から病院事業管理者に移ったため、病院事業管理者は急性期医療へ

の転換や病診連携の推進のために必要な人員の増員や補充を、中期事業計画に沿い適確かつ迅速に行うことが可能となった。他方、定数条例の改定は首長の権限であり、また、地方公務員削減計画（国の指導5年間で5・4パーセント）、県行財政改革定員削減計画5年間で10パーセント）による削減を求められていることから、定数条例の改定を必要とする7：1看護体制の導入は現在のところ控えている。国の医療制度改革への対応については、全部適用化の効果は中と判定。医師確保については、定数枠内での正規医師の増員、医師の手当や応援医師の報酬の増額、副院長や部長定数の増員が、病院事業管理者の権限で行えることから、全部適用化の効果は中と判定。

(3) 内部環境の整備
① 病院の基盤整備

人材の確保では、全部適用になっても一部適用の場合と同様に、職員の採用や異動は人事委員会が原則として競争試験により行う。医師は例外で病院事業管理者に採用や異動がまかされるが、看護師、医療技術者（薬剤師、放射線技師、臨床検査技師、栄養士）、事務職員などについては、知事部局で人事委員会が競争試験によって採用し、その大部分または一部が知事部局と病院事業管理者の協議に基づき、病院に交流職員として出向してくる。このため、看護師の場合には、採用に医療従事者がほとんど関与しないため看護に適した人材の選出が必ずしも行われないこと、事務職員の場合には通常3年以内に知事部局に戻ること、医事や用度などの専門職種に全くの未経験者が出向してくること、事務職員や薬剤師などの医療技術者の場合には、病院勤務未経験者が幹部でいきなり出向してくることなどの弊害を生じている。そこ

で、病院医療・経営に即した職員を採用するため、人事委員会や知事部局への働きかけを行ってきた。医師については、良い医師の確保を目指し、初めて医師採用基準を作成し、採用時に、臨床・教育・研究経験、学会資格などを記載した履歴書及び業績の提出を求め病院事業管理者が面接を実施した。

看護師の採用は、平成18年度から、人事委員会の承認を得て、競争試験から選考に切り替え、病院局でいわゆる選考のための試験（結果を受けて人事委員会が採用する）を行うこととした。院長や看護部長などが面接を行えること、面接を重視できることにより、病院医療に即した人材の採用が可能となった。19年度からは新たに経験者（30～35歳）枠の採用を開始した。病院の主要職員（具体的には知事部局から派遣される主な交流職員）の任免には首長の同意がいる。事務局長及び薬剤、放射線、臨床検査、栄養部門などの部長は、原則として、過去に5年以上病院勤務経験を有する者か、もしくは今後5年以上勤務できる者を対象とすることを要望し、一部が実現した。即ち、院内薬剤部長の部長職が、行政における一連の出世コースの一つのポストとして使われ、病院勤務経験を有しない人物が1～2年の短期間で病院に出向していたので、19年度に知事部局と協議を行い、今後5年以上勤務できる人材の出向を実現することができた。また、医事・用度など職員や専門的知識を必要とする医事事務員については、プロパー職員を採用するよう改めていく方針である。19年度には診療録管理士をプロパー職員として採用した。

情報システム整備（IT化）では、医療情報システムの統合的整備を目指し、19年度に情報システム管理室及び管理室長（副院長兼任）を設置し、医師1名（兼任）、事務員3名（兼任）、SE1名（委託）を配置した。17年度は2名体制であったのを、診療情報管理士1名を正規採用し、非常勤2名を増員し5名体制とした。DPC (Diagnosis Procedure Classification, 診断群分類

システム対応では、DPCシステムが全く整備されていなかったため、18年4月にDPCプロジェクトを立ち上げ、年度内にDPC準備病院を申請し、20年4月にDPC対象病院に指定された。20年7月よりDPCによる診療報酬請求を開始するが、診療報酬算定業務担当者を各病棟などに1名ずつ配置し、コーディングのチェック、請求漏れチェックなどを行う予定である。電子カルテシステムは、18年度から導入のための準備にかかっているが、病院の収支状況を勘案しつつ21～22年度の導入を予定している。

② 教育・研修の推進

教育・研修を重視する観点から、職員の教育研修、医師臨床研修、県内医療従事者の研修、一般県民啓発、研究に分けて取り組むこととした。19年4月に中心となる教育研修センターを設置し、センター長（院長）、副センター長（医師）、非常勤事務1名を、19年度には正規職員1名を新たに配置した。センター長を中心に総合的教育研修委員会において、病院全体及び部門別の教育のあり方や院内医学会などについて検討してきた。職員の教育研修には、病院の4部門（医師、看護師、医療技術、事務）が同時に参加する総合的教育研修を重視し、そのシンボルとして19年度には大分県立2病院総合医学会が創設された。これは病院医療の重要な事項をテーマとして1年間取り組むもので、19年度は「救急医療」をテーマとして例月会及び総会が開催された。この他、以前から看護師を中心にしたTQM（Total Quality Management）活動、5S運動が行われている。医師臨床研修については、国の施策への取組みに著しい遅れがみられたので、18年度に初期臨床研修制度の強化を急遽行った。24名体制に拡充し、大幅な処遇改善を行い、広報・見学・勧誘等を充実させた結果、ほとんど零であった管理型臨床研修病院に定員2倍の応募がありマッチングも100パーセント達成できた。後期研修医制度は、19年度に21名体制で開始され、専門医資

格取得など体制の整備を進めている。県内医療従事者への研修では、19年度から「医療研修セミナー」を開催し、一般県民への啓発活動では18年度に「がん均てん講演会」を開催した。

③ 県立2病院連結体制

県内には大分県立病院と大分県立三重病院の二つの県立病院があるが、2病院の連携はこれまで医療、経営とも希薄であった。そこで、18年度に病院事業管理者、病院局、2病院からなる連結委員会を設置し、医療面では、県立病院整形外科医師の手術支援のための三重病院への派遣、三重病院医師不足時の外科患者の県立病院への紹介、副師長クラス看護師の2病院間ローテーション、県立2病院総合医学会への両病院参加などが実行された。経営面では、一元的トップ・マネジメント体制の整備、経営システムの共通化、物品の共同購入、委託の同一業者化を実施した。特に、医療機器の共同購入では、18年度に県立病院のCTと三重病院のMRIを、1メーカーから一般競争入札により一括購入し、また、2病院の物流、滅菌、リネン、施設整備の共通業者による委託を競争入札の下に行った。

【全部適用化の効果】 病院の基盤整備では、人材の確保に関して、定数条例の壁が医師、看護師等の定数を超えての増員を困難にしている。ただ、臨時的任用職員及び非常勤職員についての採用並びに定数管理については、病院事業管理者の権限になったので、医師、看護師の不足や新規職種の人材確保に役立った。情報システム整備では、病院事業管理者の権限でDPCへの素早い対応を行えたことから早期のDPC対象病院指定が可能となった。教育・研修では、臨時的任用職員及び非常勤職員の採用並びに定数管理については病院事業管理者の権限になったことから、初期臨床研修医の定員増、後期研修医の採用並びに定数決定を即時行うことができた。これらは、一部適用の場合であれば次年度まわしになったと思われる。2病

院連結体制の構築は、全部適用によって具体化したが、地域性、病院規模、医師派遣大学などの相違点が大きく、必ずしも順調ではない。全部適用化の効果は、病院の基盤整備は**大**、教育・研修は**大**、2病院連結体制は**中**と判定。

(4) 病院医療のあり方の改革

① 医療の質の向上（狭義）

患者中心の医療を実現するために、チーム医療、接遇の向上、患者サービスの向上に取り組んだ。平成18年度から患者サービスの向上では、待たせない医療、断らない医療、顧客満足度の向上に取り組んだ。平成18年度からセカンド・オピニオン制度を導入した。質の高い最新の医療を実現するため、各診療科に、これまでほとんど実施されていなかった診療成績の分析と公表を呼びかけ、18年度から年報を創刊して、各診療科の成績を公表した。

② 医療の効率の向上

医療の標準化、DPC（診断群分類）、無駄のない医療を取り上げた。医療の標準化では、クリニカル・パスの導入が遅れていたため、18年度よりパス委員会の強化、講演、先進病院視察などを実施し、19年度よりパス大会開催を始め、地域連携パス体制を作成した。無駄のない医療では、手術室、病棟などにおける医材・滅菌材料の効率化を実施した。〔全部適用化の効果〕この分野は一部適用でも十分に実現可能であるが、病院事業管理者のリーダーシップにより迅速化が可能であることから、全部適用化の効果は**中**と判定。

(5) 経営のあり方の改革1──経営体制の整備

① 経営手法の刷新

戦略経営は、病院事業管理者主導、即ちトップダウンで導入し実践に移した。まず、平成18年度5月に、病院事業管理者が基本理念、使命・役割の策定、外部環境分析・内部環境分析、これらに基づく経営の基本方針、戦略、目標の策定を行い、それらを素案として病院局及び2病院に提示した。同時に、医療需要供給調査を外部に委託した。病院局、2病院での検討・調整を経て6月に案を正式に決定し、7月に骨格として講演会などで全職員に公表した。

これら（医療需要供給調査結果も勘案）を基にして、9月に4年間（平成18～21年）にわたる中期事業計画（案）を策定、10月に経営改善推進委員会で承認された。19年度及び20年度の事業計画では、その年度のプロジェクト、重要項目、行動計画を定めたが、年度末にはプロジェクト、重点方針を中心に業績評価を実施し、残された課題については次年度の単年度計画に対応策を盛り込んだ。なお、事業計画推進の中核となったのは、病院事業管理者主導で病院局・2病院の部門横断的なチームで実行したプロジェクトであった。戦略経営は、全体として円滑に導入・実践され、病院事業の核として機能している。

〔全部適用化の効果〕 戦略経営などの民間企業の経営手法の導入は、一部適用の場合には上部部局や病院事務局の無理解などで困難であったが、全部適用においては病院事業管理者の意向がそのまま理解され、本格的な導入・実践が可能となり実績を上げた。全部適用化の効果は**大**と判定。

② 経営管理体制の刷新

営に即した経営管理部門の整備に努め、かなりの実績を上げることができた。

(a) 経営管理部門の整備

就任当初から、トップ・マネジメント体制の確立をめざし、病院事業管理者―病院局―病院の一貫したライン体制を整備し、経営会議を意思決定の場とした。平成19年度に病院事業管理者の直属とする企画部門を設置し、2名の担当事務官（兼任）を置き、事業計画、業績評価、経営分析、プロジェクト事業などの実務を行い、病院事業管理者―病院間に合同企画会議を設けて協議・調整の場とした。事業計画のうちプロジェクト事業は、病院局主導で計画・実行・評価したが、事業計画実践の中核として大きな実績を上げてきた。なお、19年4月に病院局は県庁から大分県立病院へ移転し連携を強化した。三重病院には病院事業管理者が毎月訪問し、院内巡回・職員との協議などにより連携を保持している。

〔全部適用化の効果〕 大と判定。

(b) 組織の整備

病院医療・経営に即した組織にするため、18年度に病院事業管理者―病院局―2県立病院の統一的な組織を整備し、病院局には、19年4月に病院事業管理者直属の企画部門を新設した。病院では、18年4月に看護部を重視し看護部長を副院長に格上げし、19年4月には、院長を頂点とした医療中心の病院組織に改定した。即ち、医療技術部門及び中央診療部門を新設し、診療、看護、事務の各部門と並列させ、院長―副院長の下に置いた。また、診療情報管理室、地域医療連携室を独立させ、相談支援センター、情報システム管理室、教育研修センターを新設し、がんセンター、総合周産期母子医療センター、医療安全管理室

とともに、上記の5部門に並列して、同様に院長―副院長の下に置いた。また、救急部を新設して部長、師長を置き、手術中材部、ICUに部長を置き、がんセンターに集学的治療部を新設した。病院事務部門3課を見直し、総務、医事サービス（医事・相談）、物品施設と呼称を変更した。給食は事務部門から離し、栄養管理室として室長（医師）に移した。また、環境変化に即応できる意思決定機構、伝達機構及びボトムアップ機構を整備するために、19年度に会議・委員会のあり方を見直した。

(c) 人事管理体制の整備

職員の人事管理には、定数、採用、異動（病院局内での医師・看護師の異動）の問題があるが、これらは別記した。全職域において業務の状況に基づいて職員数の配置の見直しを実施した。17年度から20年度にかけ職域間で増減は以下の通りである。総数としては、都合34名増（正規10名増、非常勤36名増、臨時12名減）であるが、内訳は、医師23名増（正規6名、後期研修8名、初期研修9名）、看護師14名増（正規18名増、非常勤・臨時4名減）、薬剤師3名増（非常勤3名）、放射線技師3名増（正規1名、非常勤1名、臨時1名）、臨床検査技師2名減（臨時2名）、理学療法士1名増（正規1名）、事務10名増（非常勤13名増、臨時3名減）、現業17名減（正規19名減、非常勤4名増、臨時2名減）である。能力主義を導入するため、特に医師については、実績、能力等の適正評価に基づく人事（能力主義の導入）及び人事考課の昇任・手当などへの反映を検討中である。また、2病院間の人事交流を行うため、19年度に副看護師長2名の交流を実施した。

〔全部適用化の効果〕 **大**と判定。

〔全部適用化の効果〕定数内での配置については大、能力主義は小、全体として中と判定。

(d) 職員採用・任用制度の整備

医師の採用・任用については、実質的に病院事業管理者の権限に委ねられていて病院医療に即した採用・任用が可能である。優秀な医師を採用するため、18年度から、採用前に業績の提出と病院事業管理者の面接を実施している。医師以外の職員の採用は、全部適用であっても人事委員会が競争試験で行うことになっている。ただ、看護師の採用に関しては人事委員会が選考で行うことを承認し、18年度から病院局による看護師選考のための試験を実施している。これにより、人物評価重視が可能となった。19年度には経験者枠（30〜35歳）を導入し9名を採用した。診療情報管理士の採用についても選考によることが承認され、看護師と同様の扱いが可能となった。プロパー職員の採用を、薬剤師、臨床検査技師、放射線技師、栄養士などの医療技術者にも広げることを検討している。臨時的任用職員、非常勤職員については、実質的には採用並びに定数とも首長から病院事業管理者の権限に変わるため、病院に即した人材の採用を積極的に行った。この結果、医師を除くと17年度から20年度にかけて11名の増員となった。

交流職員の異動のうち主要な職員に関しては、首長の同意を要する。そこで、部長は病院医療の知識、病院勤務の経験を十分に有し5年以上勤めることを要望したところ、一部ではあるが、病院未経験交流職員（薬剤師）のポスト的な幹部職員としての出向が見直された。主要な職員でない場合には、首長の同意を必要としないはずであるが、交流職員の人事異動には首長部局の権限が強く残存し、専門知識を要する医事や用度職員の短期交代、特殊技術を習得させた医療技術職員（放射線技師など）の保健所への異動などが見られた。そこで、医事、用度の職員は5年以上勤めること、幹部職員の年齢などを考慮した計画的

出向などを要望している。臨時的任用職員、非常勤職員の異動については、病院事業管理者のもとで行った。

〔全部適用化の効果〕 採用については、正規職員、非常勤職員のうち看護師、診療情報管理士は病院局での採用が可能となり**大**、交流職員は小、臨時職員・非常勤職員は**大**、全体で**中**と判定。異動については、正規職員のうち看護師は**大**、交流職員は小、臨時職員・非常勤職員は**大**、全体で**中**と判定。なお、交流職員の採用・異動には、首長部局の権限が強く残存し、実際の効果でも小であった。

(e) 適正な給与制度の検討

県行財政改革の一環として、病院局でも引き続き18年度は、給与2パーセント、管理職手当10パーセントの一律カットを実施した。18年4月には、看護師の給与表のわたり（職務の級の格付けは3級までのところ、給料表上は5級までにわたる運用）を廃止した。ただし現給保障である。19年4月には、特殊勤務手当を見直し、病院勤務手当及び医師手当を廃止した。ただ、呼出手当を新設し、管理職医師の処遇改善（宿日直手当、特別診療手当、院長・副院長の地域手当）を行った。20年4月には、級別構成人数の適正化を行った。この他、医師の手当について能力主義の導入を検討している。

〔全部適用化の効果〕 **小**と判定。

(f) 予算の作成

病院局において予算の原案・説明書を作成するようになり原案作成に関しては自由度が増した。ただ、一般会計繰入金の交付を受けるため、知事部局から予算全般に関して全面協議が求められており、特に繰入に関わる予算（機器購入予算）については弾力的な運用は困難な面が多い。予算の調整は、知事との協議により行われてきたが、県行財政改革プラン及び中期事業計画に沿っているため、大きな問題は起こっ

ていない。病院局内での予算原案の編成については、20年度からは予算検討委員会を設置して、病院事業管理者主導により事業計画に基づいた予算の編成を行う予定である。

〔全部適用化の効果〕 中と判定。

(g) 定数

定数の設定は条例で定め、定数条例の議会提案権は首長の権限にある。大分県病院局（2病院を含む）の定数は690名と定められ、現在の職員数はほぼ満杯に近い。このため、多数の看護師を必要とする7：1看護師体制を導入することができず、急性期医療転換の大きな障害となっている。中期事業計画に沿って急性期医療への転換が強力に進められつつあるため、患者サービスの低下、看護師の過重労働、医療安全の障害などにつながりかねず、経営上も加算を取得できないなど大きな不利益をこうむっている。現在は、病棟看護事務助手及び病棟クラークを新設して補完をこころみているが、いずれは内外の状況を勘案し、首長及び議会議員の理解を得て、定数条例の議会提案に踏み切ることが必要と考えている。

〔全部適用化の効果〕 なしと判定。

(h) 労使関係の構築

18年9月に大分県病院局労働組合（会員数520名）が結成され、労働協約が締結された。18年度には給与改定交渉、特殊勤務手当見直し交渉、休息時間の廃止交渉、19年度には当初予算交渉、給与改定交渉（級別構成の見直し）などが行われた。病院局労働組合は県職員連合と組み県職員連合として交渉に臨むため、実質的にはこれまでの県職組との交渉と大差ない。

〔全部適用化の効果〕 小と判定。

③ 経営システムの刷新

経営システムのあり方を全面的に見直し、トップ・マネジメントの下に統一された近代的経営システムを整備することとし、物品購入・契約等は費用対効果、競争原理導入を原則とするように改めた。

(a) 原価管理システムの導入

平成18年度に、原価計算を新たに導入し、診療科別原価計算を実施し、診療科別収支状況を公表した。また、医療の実績（診療実績、急性期高度専門医療・病診連携の実績）と原価計算による収支状況からなる「各診療科の医療と経営の実績」を作成し、これを資料として各診療部長とのインタビューを実施した。19年度、20年度にも実施したが、各診療科の実績は全体として向上しており、原価管理システムの導入は、診療部長をはじめとする医師の経営への関心を高め、意識改革の向上につながっている。

(b) 物品管理システムの整備

18年度に、物品・物流プロジェクトを立ち上げ、病院事業管理者主導により物品・物流の徹底した見直しを行い、新たなシステムを導入した。物品管理体制を強化するため、病院局主導の2病院共同仕入れ体制を整備し、医療材料（医材）・薬品・食材の各委員会の権限を強化した。また、物品・物流の専門家を養成するためプロパー職員採用も検討中である（2008年3月現在）。医材については、18年度に医療材料委員会による医材の全般管理、品目数の全体把握とリスト化、一品目一メーカーや使用頻度による品目数の整理・削減、新品目納入のチェック、2病院での品目の共通化と共同購入を実施した。19年度には、長年にわたり随意契約であった医療材料の購買・物流（SPD：Supply Processing & Distribution）を競争入札に切り替え、新たに購買を含む院外一括供給型SPDを導入した。これにより、価格削減インセンテ

ィブ方式による購買価格の抑制、IT化（ラベル使用）による品目把握の効率化と人員削減、院外倉庫使用による院内余剰スペースの創出、人員・品目数削減による委託費の縮減を実現できた。

薬品については、18年度に薬剤部による薬剤の把握・分析、薬事委員会による管理の充実、19年度には品目数の削減（1効能1品目化）、2病院品目の共通化と共同購入を実施した。薬価差益については、18年度から病院局－2病院連携体制のもとに病院事業管理者主導による薬価交渉を行い、薬価差益（値引率）を著明に向上（自治体病院上位8～15位）させることができた。ジェネリック医薬品は、19年にプロジェクトを立ち上げ、病院事業管理者主導の下に本格的導入を実施した。詳細は省略するが、ジェネリック医薬品の主要メーカーを会社規模や販売実績などに基づき審査し、直販可能な3社を含めた8社程度を選定し、次いでこれらのメーカーのジェネリック医薬品について詳細資料を徹底収集し、有効性、安全性、品質、情報提供、安定供給、実績及びコストからなる選定基準を作成した。この選定基準に基づき、注射薬は、購入額上位100品目のうち直販薬品8品目を含む15品目、経口薬は購入額上位100品目の同様に直販品14品目を含む20品目を、審査選定した。試行期間3～4カ月の後に、20年6月にはジェネリック医薬品への一斉移行を行うこととしている。上記ジェネリック医薬品採用による薬品費の年間削減額は1億5千万円と見込まれている。食材については、栄養管理室による把握・分析、19年度から栄養給食委員会による食材価格の管理実施、価格抑制方策の実施（競争入札の徹底、購入業者の拡大）に努めコストを削減できた。

(c) 物流管理システムの整備

SPDは平成4年に院内型が採用されたが、SPD業務、手術中材業務（滅菌、リネン）及びその他の

業務が一括して随意契約により一社に委託されたため、長年にわたり競争入札が実施されないできた。また、業務を委託会社にほぼ全面的に任せてしまい、病院側のフォローがほぼ不在であったため、多くの弊害を生じていた。また、SPD業務では、広い院内スペースを用いて多くの人員や時間を要する古いシステムが継続されてきた。また、手術中材業務では、看護師が全く関与しないできたため、膨大な種類と量の手術機材や滅菌リネンがチェックなしで採用され、しかも、看護師は緊急時の滅菌を技術的に行うことができない状況になっていた。

18年度後半に、このような驚くべき状況を打開するために病院事業管理者主導の徹底した取組みを行った。詳細は省略するが、SPD業務及び手術中材業務の一括委託を見直し、SPD業務、滅菌業務（手術機器、滅菌）リネン業務（リネン、洗浄、滅菌）、搬送業務、その他業務に分け、それぞれの管理体制を整備した。SPD業務は物品・施設課の管理下とし、当分の間は病院事業管理者も直接フォローする体制とした。滅菌業務（手術機器、滅菌）は医師・看護師、リネン業務（リネン、洗浄、滅菌）は看護師、搬送業務などは関連する医療技術者・事務の管理下に置き、委託した業務に病院職員による管理・工夫のモチベーションが働くようにした。中材部門の副師長を復活させ、手術部と合わせて手術中材部とし、手術中材部の部長（医師）、師長及び中材担当の副師長をいずれも新たに設置した。なお、中材部門では、緊急時には看護師により手術機器の洗浄・滅菌を行える体制を復活し、その教育研修を実施する体制を整備した。搬送業務は、滅菌物、リネン、薬剤の各搬送体制を単独に整備し、手術中材部や薬剤部の管理下とした。その他の業務は、原則それぞれの担当部門の管理下で、職員直または単独委託で実施するように変更した。病棟、外来、手術中材部などに搬送された物品は看護師のチェックが入るようにした。

SPDについては、物品・物流プロジェクトにおいて、病院事業管理者主導のもとにSPD方式の種類・特徴や業者の種類・規模・実績などの調査、業者の説明聴取、先進病院の視察などを実施した上で、価格削減インセンティブを有する購買委託が可能な院外一括供給型SPDを導入した。19年2月に公募型プロポーザルによる業者選定を開始し、応募のあった6社について選定委員会で評価し、4月に新会社を選定した。これにより、物品IT機能向上（バーコードなど）による時間縮小、倉庫不要によるスペース創出、購買委託による業務減少などがもたらされ、委託料は前業者9,260万円に比し購買業務も含めて3,948万円で、年間5,000万円強を節減できた。また、同社は、契約する全国100病院の購入価格をベンチマークとして、病院側にもデータを提出しつつ品目別のコスト削減を実施している。

滅菌業務は、平成4年以後長年にわたり、医師や看護師のチェックを受けないまま委託業者にまかされていたため、滅菌機材のセット及び単品類の種類が1,430、年間滅菌数が約317,000と膨大な数になっていた。そのため、手術室・病棟・外来の滅菌機材の整備、洗浄、セット組、滅菌、保管などに、多くの人手、資材、電気、広いスペースなどが消費され、滅菌物の期限切れロスも6,500件（手術室で年5.0パーセント、病棟・外来で1.0パーセント）に及んでいた。そこで、18年12月以後、手術中材プロジェクトにおいて中材部門の抜本的な見直しを開始した。まず、滅菌業務については、手術運営委員会の下にサプライ小委員会を立ち上げ、先進病院の視察を行うとともに手術器具・セット数の見直しを手術部師長・中材副師長を中心に徹底して進めた。その結果、セット及び単品類を手術部では416種類（33.4パーセント、1,244→828）、病棟・外来では54種類（29.0パーセント、186→132）、合計して470種類（32.9パーセント、1,430→960）削減した。また、病棟・外来の滅菌

物在庫数量を1、353（27・8パーセント、4、867→3、514）削減した。
器具の洗浄では、各病棟で多量の洗剤を消費して一次洗浄を行い、中材室で広大なスペースを使って二次洗浄を行っていた。そこで、病棟・外来洗浄・消毒を中央化することとし、中材室の片隅にウォッシャー・ディスインフェクター（自動洗浄機）を購入設置した。これにより、感染予防機能の向上とともに病棟業務、中材のスペース、コストなどを削減できた。

リネン業務（リネンの調製、洗浄、滅菌）は、手術室・病棟などで各診療科専用を含め多種類で多量のリネン類がほとんどチェックを受けずに用いられていた。18年度には、作成綿布57種類（手術室42種類、病棟15種類）95,000枚のほか、院内洗濯（洗濯物）90種類、リース（寝具・病衣・被服など）10種類、クリーニング16種類などがあった。そこで、19年4月から、看護部を中心にして、リネンの種類の標準化・統一化を徹底して行い種類を削減した。手術衣などは依然として布製が用いられていたので、感染予防の立場及び洗浄・滅菌の手間を省くために、原則としてディスポーザブルに切り替えた。また、リネン類は、院内において巨大洗濯機4台による洗濯やアイロンかけがされていたので、多くの人手、スペース、電力、費用などを要していた。そこで、リネン類の洗濯は原則として外部委託にし、滅菌を要する手術衣などでディスポーザブルのない物のみ院内で滅菌することとした。これにより、スペース、人手などを節減できた。

(d) 手術中材部門の再整備

中材業務が委託会社に丸投げされていたため、管理は医療内容の細部を知らない事務部門に委ねられ、医師や看護師は管理に全く関与していなかった。そこで、19年度に、手術中材部、その部長（併任）、師

長（併任）、中材副師長を設置し、中材業務は看護部門の責任下に置き、滅菌業務、リネン業務、関連搬送業務などにはそれぞれ医療従事者を配置して管理する体制とした。

(e) 医療機器購入システムの見直し

高額医療機器の購入は、費用対効果、競争原理を導入して、病院事業管理者主導で行うことに変更し、拡大高額医療機器選定委員会で検討した。18年度には、県立病院がCTを、県立三重病院がMRIを更新したが、これらは、競争原理を導入し一社から一括購入することに成功した。即ち、CT及びMRIを製造している大手メーカー4社のプレゼンテーションならびに委員会での数回の調整により、2病院の希望する性能を備えている機種を有するメーカーとして2社を選出した。2社を対象として一般競争入札を行い、落札した一社からCT及びMRIを一括購入した。保守を含めた価格で購入したので、購入価格は、各社の平均見積価格に比して約5,000万円削減できた。19年度には、血管造影装置を4社の競争入札で購入した。通常医療機器の購入には、病院長裁定を徹底することに変更し、品目の診療科間重複購入などの回避、費用対効果（300万円以上）による効率化を行い、18年度、19年度ともコストを削減できた。

医療機器維持管理（ME）センターについては、20年度に本格的なセンターを設置した。

(f) 医事管理システムの整備

診療報酬取扱い業務に習熟した職員を医事課に配置できるように、交流職員の5年以上勤務を知事部局に要望し、また、プロパー職員採用を検討している。19年度に、情報システム管理室を新設し、医事部門、診療録管理部門とのネットワークにより診療報酬を総合分析する体制を整備しつつある。請求漏れ抑制については、20年10月から診療報酬算定業務担当者を各病棟、手術室・ICU、周産期センターにそれぞれ

1名ずつ配置し、処置箋などの即日チェックを行うことにした。また、処置箋の記入品目が診療報酬請求可能なものに限られていたこと、看護師により処置箋の記入が一部を除き行われていなかったことが判明したことから、処置箋に診療報酬請求不可能なものも追加すること（原価管理の観点から）、看護師の処置箋即時記入を徹底することを、現在進めている。なお、医事業務委託の競争入札導入については、大分県では大手の業者は1社しか参入していないので、19年度に全国規模業者の県内参入を勧誘したが辞退され、効果を挙げていない。

(g) 外部委託の見直し

外部委託については、SPD業務、滅菌業務（手術機器、滅菌）、リネン業務（リネン、洗浄、滅菌）、搬送業務が一括して一社に随意契約するなど競争原理の導入が不徹底であり、また、委託後は、会社に一任してしまい医療従事者が管理に参画しない状況になっていたため、委託業務についての質の向上やコストの効率化がなおざりにされていた。そこで、18年度に2病院合同の外部委託プロジェクトを設置し、委託については、全国的規模の業者参加を募り、原則として一業務毎に切り離し、高い質と効率の保持を遵守しつつ、競争原理を徹底して導入することとした。上記業務については、SPD・リネン・搬送業務に三区分して各々入札を行った。それに伴い、滅菌・洗浄・搬送業務を別に整備した。その結果、SPD、洗浄、滅菌、その他の業務については4,200万円、リネン院外洗濯委託により1,200万円を削減できた。そのほか、保安警備、施設維持管理、医事、清掃などの委託見直しにより980万円を削減した。結局、委託の見直しで合計6,400万円を削減できた。

(h) 経費の全面見直し

2 病院合同の経費検討プロジェクトを設置し、19年度に病院局主導で費用対効果評価、競争原理の徹底の下に、網羅的に全面見直しを行った。全国自治体病院年鑑データに基づき、50同規模病院をベンチマークとして経営分析を行っているが、分析の結果、経費には特に大きな問題点は認められなかった。ただ、医療機器についてのリースが多いことから、これは原則として企業債購入に切り替えた。

〔全部適用化の効果〕 物品・物流、医事、経費、委託などは、病院費用の4割強を占め、この分野の効率化を行うことは経営改革上極めて重要である。ただ、一部適用の大規模自治体病院の場合には、事務長の権限が大きく、また、この分野は事務方が担当していることもあり、病院長は介入しにくい状況となっている。そのため、この分野では医療面からの管理がおろそかになりがちである。全部適用になると、病院事業管理者が医師である場合には、医療と経営の両面についての視野を有し、また、病院事業管理者は大きな権限を与えられていることから、この分野を全面的に見直し、質と効率を向上させることが可能である。勿論、法的制約はないことから、院長がその気になれば一部適用でもこの分野の見直しを行うことはできる。全部適用化の効果は**大**と判定。

(6) 経営のあり方の改革2 ── 経営の健全化

経営の健全化を実現するために、コスト意識の浸透、経営改善体制の整備、競争原理の徹底した導入、費用対効果の遵守、収益の向上と費用の縮減、給与の適正化、経営分析による課題把握などを行った。また、経営改善体制を整備するために、中期事業計画作成時に、経営改善推進委員会が設置され、年度毎に

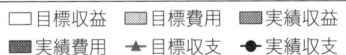

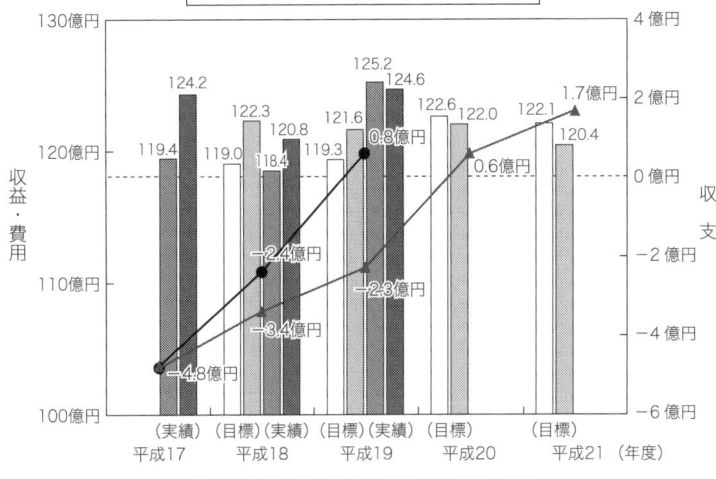

図5　大分県立病院：収支の目標・実績

2　中間評価

同委員会において経営改善状況及び次年度事業計画が公表され、同時に、外部評価委員による事業の評価・検証が実施されてきた。この他、20年度の早い時期には、外部評価委員の意見を踏まえ中間まとめを行うこととなっている。

〔全部適用化の効果〕　経営改善は中期事業計画の総和によって成就されるものであるが、著明な収支改善により黒字になったことから、経営の健全化は順調に達成されつつあると判断される。全部適用化の効果は大と判定。

中期事業計画のうちの経営のあり方の改革、病院の使命・役割の明確化についてはおおむね達成、外部環境への対応、内部環境の整備、病院医療のあり方の改革についてはかなり達成と判定した。

収支については、予定よりも1年早く2年目に収支均衡を達成した。図5は、大分県立病院の4

年間における経常収支の目標と前半2年間の達成状況を示したものである。平成18年度は計画目標の△3・4億円を1億円上回る△2・4億円を達成し、19年度は計画目標の△2・3億円を2・9億円上回る＋0・6億円を達成して黒字となった。黒字達成は昭和57年度以来25年目ぶり（土地売却益10億円のあった平成4年度を除外）のことである。なお、18年度は、前年度に比して、診療報酬△3・13パーセント改定による推計収益減（当院での推計試算△1・7億円）及び繰入金5・3億円削減（収益的収支では△2・8億円）があり、19年度は、次年度以後の償却額の一部前倒し償却（△2・4億円）をしたので、これらを加味すると、実質的な収支改善は18年度6・9億円、19年度5・4億円、2年間で12・5億円になると推計される。なお、病院事業（病院局、県立病院、三重病院）の決算は、三重病院の医師不足による収益減を県立病院がカバーし、18年度、19年度とも目標収支を上回り、特に19年度については、仮に県立病院の前倒し償却を行わなければ黒字化を達成していた。

Ⅲ　考　察

1　全部適用化の実際の効果は相当に大きい

前半2年間における中期事業計画の達成状況を中間評価すると、経営のあり方の改革、病院の使命・役割の明確化はおおむね達成、外部環境への対応、内部環境の整備、病院医療のあり方の改革はかなり達成と判定された。ここで好生館にはなかった3項目、即ち、行財政改革への対応、医師不足への対応、県立

2 病院連結体制の構築を除外すると、(2)、(3)についてもおおむね達成となり、結局(1)〜(4)についての達成状況は、大分県立病院と好生館でほぼ同じ程度となった（表18）。即ち、全部適用化は、(5)についての目標達成レベルを著明に向上させただけでなく、それ以外の(1)〜(4)についても目標達成の迅速化をもたらした。この結果は、全部適用化の実際の効果が、個別条項の規定から解釈される法的制約の緩和に基づく全部適用化の効果よりはるかに大きかったことを示している。著者は、第2報において、法律的観点から地方公営企業法全部適用化の実際の効果の制約の緩和は部分的で、かつ、その程度は小さいことを述べたが（［4］［6］）、全部適用化の実際の効果は、法律的観点からの予測よりはるかに大きかったことが判明した。

そこで、全部適用化の効果を、実際の効果と法理論上の全部適用化の効果を、個別条項の規定による効果と病院事業管理者の設置による効果とに分けて、達成状況との関連をおおまかに検討した。その結果、個別条項の規定による効果は、(5)の中の「経営管理体制の刷新」以外の項目及び(1)〜(4)の達成状況とかなり密接な関連があった。これに対し、病院事業管理者の設置による効果は、(5)の中の「経営手法の刷新」と「経営システムの刷新」及び(1)〜(4)との関連はあまりみられなかった。これらの結果は、「経営管理体制の刷新」の中の「経営管理体制の刷新」そのものについても部分的に関連があった。(5)の中のこれ以外の項目即ち「経営管理体制の刷新」の達成には、個別条項の規定による効果が密接に関与するが、それ以外の項目についての達成は、むしろ病院事業管理者の設置の効果が関与することを示唆している。

表18 改革の実績

中期事業計画の項目	中期事業計画の達成状況		全部適用化の効果		
	一部適用（佐賀県立病院）	全部適用（大分県立病院）	実際の効果	法理論上の効果 個別条項の規定	管理者の設置
(1) 病院の使命・役割の明確化とその実践	おおむね達成	おおむね達成	大	小	大
(2) 外部環境への対応					
1) 国の医療制度改革への対応	おおむね達成	おおむね達成	中	小	大
2) 県の行財政改革への対応*	ー	おおむね達成	中	ー	大
3) 医師不足への対応*	ー	ー	ー	ー	ー
(3) 内部環境の整備					
1) 病院の基盤整備	おおむね達成	おおむね達成	大～中	中～小	大
2) 教育・研修の推進	おおむね達成	おおむね達成	大	中	大
3) 県立2病院連絡体制の構築*	ー	おおむね達成	大	小	ー
(4) 病院医療のあり方の改革					
1) 医療の質の向上	かなり達成	かなり達成	中	小	大
2) 医療の効率の向上	かなり達成	かなり達成	中	小	大
(5) 経営のあり方の改革					
1) 経営体制の整備					
① 経営手法の刷新	おおむね達成	おおむね達成	大	中	大
② 経営管理体制の刷新	やや達成	おおむね達成	大	小	大
a. 経営管理部門の整備	非達成	おおむね達成	大	大	大
b. 組織の整備	非達成	おおむね達成大	大	大	大
c. 人事管理体制の整備	非達成	かなり達成	中	小	中

d. 職員の採用・異動制度の整備
e. 給与制度
f. 予算
g. 定数
③経営システムの刷新
2) 経営の健全化

一部適用：地方公営企業法一部適用、全部適用：地方公営企業法全部適用			

*この3項目は好生館の事業計画には含まれないため、全部適用化の効果についての評価から除外。

中期事業計画の達成状況の程度：おおむね達成、かなり達成、やや達成、非達成の4段階、全部適用化の効果の程度：大、中、小、なし～ほとんどなしの4段階。

一部適用は、佐賀県立病院好生館における6年間（平成10～15年度）についての最終評価。

全部適用は、大分県立病院における前半2年間（平成18～19年度）についての中間評価。

個別条項の規定とは、地方公営企業法に記述された個別具体的な条項の規定から解釈される法的規制の緩和に基づく全部適用化の効果のこと。

管理者の設置とは、管理者の設置により得られる総体的な全部適用化の効果のこと。

2 病院事業管理者設置の効果はなぜ大きいか

今回の検討結果は、全部適用化の実際の効果として、個別条項の規定による効果とともに病院事業管理者の設置による効果が重要であることを明らかにした。病院事業管理者設置の効果が大きい理由としては、地方公営企業法において病院事業管理者に大きな権限が与えられていること（[4]）が挙げられよう。病院事業管理者は、予算の調整、議会への議案提出、決算の審議・認定の付議、過料を科すことを除いて、首長から地方公営企業法の業務をほぼ全面的に執行することができる権限を委譲されている。従って、病

203　第7章　全部適用下の経営改革(1)

院事業を執行する権限は原則としてほぼ病院事業管理者一人に集中されており、病院事業管理者の権限は相当に大きいのである。確かに、地方公営企業法による法的制約の緩和は部分的に限られその程度も小さいので、議会、予算、組織・定数、任用、給与などの個別条項に関しての制約は依然として存在する。しかし、病院事業管理者は、総体としての大きな権限と高い職階上の地位を与えられているので、この立場を生かすことができれば、強いリーダーシップを発揮することができるのである。病院事業管理者が強いリーダーシップを発揮できることが、全体としての経営改革の達成に大きく寄与し、このことが全部適用化による実際の効果を大きくしていると考えられる。

3 全部適用化により経営改革を達成することは十分に可能である

全部適用化の実際の効果は、法的な個別条項の規定による効果に比して相当に大きいことを今回の検討は示した。全部適用化の実際の効果を大きくするためには、次の二点が重要と考えられる。第一は、個別条項の規定から見た法的制約の緩和は不十分でなお多くの制約があるが、緩和された事項を一つずつ最大限に実行に移し、経営管理体制をできるだけ充実させていくことである。そのためには、病院事業管理者と首長をはじめ、首長部局、病院局、病院の幹部事務職員との忍耐強い協議と相互理解が欠かせない。課題となる個別条項としては、定数、予算、給与、採用・異動などがあるが、あくまでも自治体病院は自治体の一員であり、また、医療の公共性を保持しなければならないとの立場を堅持しつつ、病院医療・経営に即した体制を整備するように粘り強く努めることが必要であろう。第二は、病院事業管理者が付与された権限と地位を最大限に活かして、事業計画全般について広く取り組み、改革の迅速な達

成に努めることである。そのためには、病院事業管理者、病院局、病院のトップ・マネジメント体制の整備とそれらが一体となった取組みが必要である。特に、病院事業管理者と病院長、病院事業管理者と事務局の相互理解と円滑なコミュニケーションが重要であろう。全部適用化は、個別条項の規定による法的制約の緩和と病院事業管理者の設置により、経営体制のかなりの充実と改革の迅速化をもたらすので、その実際の効果は相当に大きい。従って、全部適用化によって自治体病院の経営改革を早期に達成することは十分に可能と思われる。

4 自治体病院の持続的存続になにが必要か

地方公営企業の経営の基本原則は、「常に企業の経済性を発揮するとともに、その本来の目的である公共の福祉を増進するように運営されなければならない」と定められている（[39]）。自治体病院は公共の福祉としての本来の使命・役割を果たし、住民の付託に応えることができなければならないが、それとともに経済性の発揮が求められている。従って、自治体病院が持続的に存続していくためには、医療の公共性と経済性の両立が果たされなければならない。

このような観点から全部適用と独法を比較すると、全部適用では、医療の公共性は保持されるが、経済性の発揮については一部疑問も出されている（[1]）。他方、独法に関しては、この経営形態に移行した病院が僅かしかなく、独法化の実際の効果はほとんどわかっていない。法規的には、経済性の発揮に関しての個別条項の規定は全部適用より優れているが、現場における理事長の権限発揮などはこれから明らかになることである。問題なのは、医療の公共性が保持されるかどうかということであろう。独法化される

5 全部適用こそ自治体病院に最適の経営形態

自治体病院が持続的に存続するためには、医療の公共性と経済性の調和が保持されなければならない。前述のように全部適用は、公共性では優れているが、経済性の発揮に一部適用と独法を比較すると、前述のように全部適用は、公共性では優れているが、経済性の発揮に一部疑問も出されている〔1〕。しかし、今回の検討結果は、全部適用化の実際の効果は相当に大きく、全部適用は経営改革を早期に達成することが十分に可能な経営形態であることを明らかにした。他方、独法は経済性の発揮では優れているが、公共性の保持には懸念が持たれている。以上より、全部適用は、現場での実際の効果が大きく経営改革を十分達成できると考えられ、医療の公共性と経済性の両立の観点からみて、現時点では自治体病院にとって最適の経営形態であると考えられる。

要　約

地方公営企業法全部適用（全部適用）の大分県立病院（554床）に、地方公営企業法一部適用（一部適用）の佐賀県立病院好生館（551床）とほぼ同様な方法で経営改革を行い、両病院における経営改革と、一般会計からの繰入れはなくなって代わりに運営費交付金が交付されるが、自治体とは別の法人格となることから、不採算医療に対する担保がどこまで保障されるかについて不安が持たれている。また、議会のチェックが充分にされない可能性があることから、住民の監視が行き届かなくなり、結果として経済性が優先され、医療の公共性が保持されにくくなるのではないかとの懸念も持たれている。

の達成状況を比較することにより、全部適用化の実際の効果について検討した。両病院はほぼ同規模であり、経営改革の達成状況の評価は、大分県立病院では中期事業計画の前半2年間（平成18〜19年度）の中間評価、佐賀県立病院好生館では中期事業計画の6年間（平成10〜15年度）の最終評価によった。その結果、全部適用化の実際の効果は、地方公営企業法に記された個別条項の規定から解釈される法的制約の緩和に基づく効果（個別条項の規定に基づく効果）よりはるかに大きく、大分県立病院中期事業計画の目標としては、個別条項の規定に基づく効果とともに管理者（病院事業では病院事業管理者、企業長などと呼称）の設置による効果が重要であり、病院事業管理者に総体としての強い権限が与えられていることが、全部適用化の実際の効果を相当に大きくしていると考えられた。以上、全部適用化の実際の効果は相当に大きいために、全部適用により自治体病院の経営改革を早期に達成することは十分に可能であると考えられる。従って、地方独立法人化が未だ少数病院においてしか実施されていない現時点（2008年7月）においては、医療の公共性と経済性の両立の観点からみて、全部適用は自治体病院にとって最良の経営形態であると思われる。

第8章 全部適用下の経営改革(2)——大分県立病院——

本章(論文6)では、大分県立病院における中期事業計画の全4年間(平成18〜21年度)の評価結果を提示するとともに、その飛躍的な黒字達成の要因を分析し、要因として経営形態の全部適用への変更、経営の質の著明な向上、国の医療制度改革の影響などが関与していることを指摘する。なお、大分県立病院では、経常収支の黒字化は2年目、医業収支の黒字化は4年目に達成され、経常収支の黒字化は25年ぶり、医業収支のそれは44年ぶりであった。実質収支改善は、平成11年度から17年度の7年間の平均と比較すると4年間で50・6億円に達した。修正医業収支比率でみても、17年度89・9パーセントから21年度には100・7パーセントとなって黒字化するとともに、大型類似同規模自治体病院(46病院)のなかで全国第5位となり、優良10病院の仲間入りを果たした。

論文6 大分県立病院改革4年間のまとめ——飛躍的な黒字化達成とその要因——[8]

はじめに

　自治体病院にはガバナンス構造の脆弱性［42］、経営技術の不備［9］、行政優位の影響による自主性の抑制など特有の問題点［3］があり、自治体病院の経営改革を進めるにはこれらの問題点を並行して是正していかねばならない。特有の問題点の是正のための最も重要なポイントは、経営形態の変更によるガバナンス構造の適正化とともに、戦略経営［9］［24］［62］の導入などによる経営の質の向上、行政優位から医療者優位への転換による自律性の醸成などを併せて行うことである（［3］）。

　著者は、これまで佐賀県立病院好生館［6］及び大分県立病院［7］と大分県立三重病院を対象に、自治体病院の経営改革に従事してきた。大分県立病院では、経営形態の全部適用への変更によりある程度自治体病院の経営改革の改善が得られた中で、戦略経営の導入などによる経営の質の向上、行政優位から医療者優位への転換による自律性の醸成を併せて実践することができた。その結果、戦略経営が円滑に機能し、医療者の自律性が向上することにより、最終的には中期事業計画［64］で目指した目標、即ち医療の質の向上、経営の健全化（経営の質の向上）および収支の黒字化がおおむね達成された。

　そこで、大分県立病院における4年間（平成18年度〜21年度）の改革の達成状況を、医療の質の向上、

経営の健全化、黒字化達成に分けて評価し、併せて成果や課題の要因について分析した。ここでは、飛躍的な黒字化の達成とその要因について述べる。

I　対象と方法

1　対　象

平成18年度から21年度における大分県立病院（[7]）（554床）を対象とした。大分県立病院では、18年度に病院事業が地方公営企業法の一部適用から全部適用に移行し、初代の病院事業管理者に著者が就任した（平成21年8月まで在任）。

2　方　法

経営改革の方法：戦略経営を導入・実践し、同時に目標管理を行った。即ち、中期事業計画（[64]）を策定し、4年間の目標を定め、実践については、単年度事業計画による実行、業績評価、PDCAによる次年度への反映を行った（詳細は論文5の「対象と方法」I-(3)参照（[7]））。また、全部適用の効果（[4][5]）を最大限に活用するように努力した。

経営の基本方針（戦略）：第1の柱　医療の質の向上、第2の柱　経営の健全化（経営の質の向上）に分けられ、第1の柱は、①県民が安心できる医療の実現、②質の高い効率的な医療の実現、③病院基盤の

II　結　果

1　収支目標の達成状況

(1) 経常収支

図6に、大分県立病院の全部適用移行後の4年間(平成18年度から21年度)における収支の目標と実績

整備、④教育研修の推進、また、第2の柱は、①国の医療制度改革の実行、②県行財政改革の実行、③2病院連結体制の構築、④経営管理体制の整備、⑤経営改善の実行からなる(論文5の表16参照〔[1]〕)。改革の実践と実績：18年4月から20年3月までの前半2年間の実践状況と実績の評価結果は既報の通りである([7][65][66])。ここでは、中期事業計画の全4年間(平成18年4月から22年3月まで)における実践状況と実績の評価結果を示した。

収支目標：中期事業計画([64])において、4年間における医療の質の向上、経営の健全化とともに収支の達成目標を定めた。

業績評価とその公表([65][66])：中期事業計画において医療の質の向上ならびに経営の健全化の領域ごとに重点方針を定め、さらに単年度事業計画でその年度の重要事項及び特に重要なプロジェクトを定めた。その上で、各年度において、プロジェクト及び重点方針について業績評価を行い、目標達成状況などの評価結果を公表した。収支についても、評価を行い公表した。

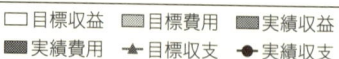

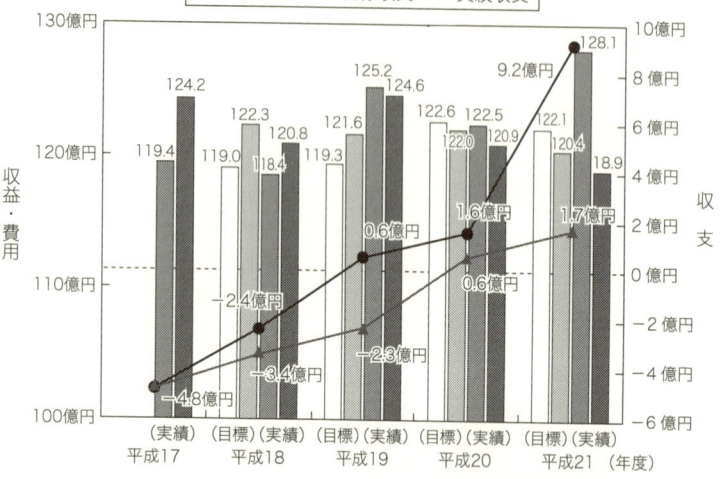

図6 大分県立病院における収支の目標と実績

の推移（金額は税込み）を示した。当初の目標としては、3年後の20年度に黒字化することを目指したが、実績では2年後の19年度に黒字化を達成できた。

黒字化は昭和57年度以来25年ぶりのことであった。さらに、4年目においては、救命救急センターの開設、がん医療の高度化、急性期医療への徹底した転換と医療連携、DPCへの徹底対応などがようやく実を結び始め、また、職員の意識改革、費用の徹底した効率化などが院内に広く浸透し、目標を上回る収益の向上と費用の縮減によって最終的には経常収支が9・2億円の黒字となった。

(2) 医業収支

医業収支（決算レベル、税抜き）についても、21年度には収益11,482百万円、費用11,278百万円となり、医業利益204百万円の黒字化を達成した。これは昭和40年度以来44年ぶりの

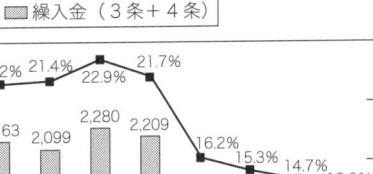

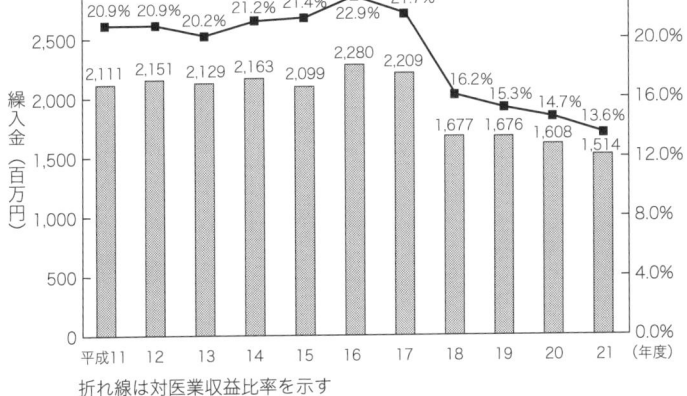

図7 大分県立病院における繰入金（3条＋4条）の削減

ことであった。

2 繰入金の削減

図7に、過去11年間（11年度から21年度）の大分県立病院における一般会計からの繰入金の推移を示した。17年度の繰入金は2,209百万円であったが、18年度から大幅に削減し、18年度は1,667百万円、21年度は1,514百万円と、21年度に比して年間532百万円〜695百万円を減額した。

3 実質収支の改善

図8に、過去11年間における大分県立病院の実質収支の推移を示した。実質収支とは、経常収支と繰入金（3条＋4条）の両方を考慮した収支のことであり、自治体病院では病院間で繰入金に相当の開きがあることから、実質的な収支を示す指標として有用である。

大分県立病院では、11年度から17年度までの7年間の平均純損益は△416百万円／年であり、18年度から21

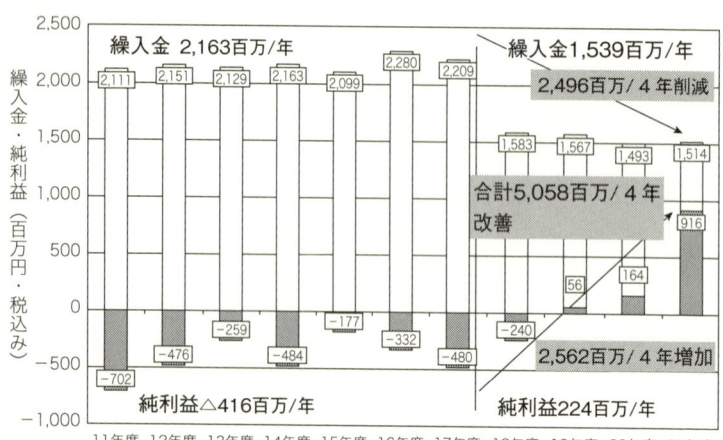

図8　大分県立病院における実質収支（繰入金＋純利益条）の推移

4　修正医業収支比率

図9に、過去11年間（平成11年度から21年度）に年度までの4年間の平均純損益は224百万円/年であるので、18年度から21年度までの7年間に比して、平均640百万円/年だけ純損益が改善されている。これは4年間で2,562百万円の改善に相当する。同様に、11年度から17年度までの7年間の平均繰入金は2,163百万円/年であり、18年度から21年度までの4年間の平均繰入金は1,539百万円/年であるので、18年度から21年度までの4年間は、11年度から17年度までの7年間に比して、繰入金は平均624百万円/年だけ削減されている。これは4年間で2,496百万円だけの繰入金の削減に相当する。

そこで、11年度から17年度までの7年間に比して、18年度から21年度までの4年間における実質収支改善は、両者を合計した5,058百万円に達した。

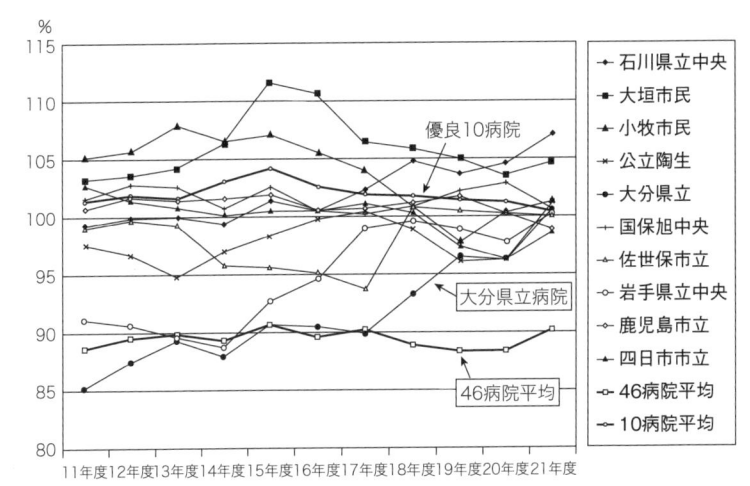

図9 大分県立病院及び大型自治体病院とその優良10病院における修正医業収支比率の推移削減

大型自治体病院：対象は46類似同規模病院（50病院から独立行政法人移行の大阪府立総合医療センター、静岡県立総合病院、神戸市立中央市民病院及び（財）東京都保健医療公社移行の東京都立豊島病院の4病院を除く）

おける大分県立病院の修正医業収支比率を示した。修正医業収支比率とは、医業収益から他会計負担金を差し引いた修正医業収益を医業費用で割ったものであり、他会計負担金の繰入を除外した純粋の医業収支を示す指標と見なされる。

大分県立病院では、11年度から17年度までの7年間までは、修正医業収益は85～91パーセントの間を推移していたが、18年度93・3パーセント、19年度96・5パーセント、20年度96・4パーセント、21年度100・7パーセントと急速に改善され、特に21年度には100パーセントを超え、修正医業収支比率についても黒字化を達成した。

5　全国大型自治体病院（46類似同規模病院）との比較

500床以上の50大型類似同規模自治体病

表19　大型自治体病院の平成21年度修正医業収支比率　　　　　　　　　　（単位：千円）

	病院名	医業収益 ①	他会計負担金 ②	修正医業収益 ③=①-②	医業費用 ④	修正医業収支比率 ③/④* 100
道府県	1 青森県立中央病院	15,832,880	294,418	15,538,462	16,912,312	91.88
	2 岩手県立中央病院	16,676,951	529,828	16,147,123	16,115,586	100.20
	3 山形県立中央病院	16,175,263	1,579,372	14,595,891	16,708,991	87.35
	4 富山県立中央病院	17,785,857	358,266	17,427,591	17,998,938	96.83
	5 石川県立病院	14,196,846	87,000	14,109,846	13,169,276	107.14
	6 福井県立病院	14,936,167	224,037	14,712,130	16,838,578	87.37
	7 山梨県立中央病院	14,111,463	578,768	13,532,695	15,180,610	89.14
	8 岐阜県総合医療センター	15,051,679	585,515	14,466,164	16,344,500	88.51
	9 静岡県立総合病院	19,923,129	2,458,665	17,464,464	19,607,043	89.07
	10 島根県立中央病院	15,183,488	379,868	14,803,620	16,095,016	91.98
	11 山口県立総合医療センター	10,745,704	545,755	10,199,949	11,280,720	90.42
	12 香川県立中央病院	14,052,707	398,498	13,654,209	14,923,543	91.49
	13 愛媛県立中央病院	19,864,349	360,775	19,503,574	20,580,386	94.77
	14 佐賀県立病院好生館	10,028,530	211,114	9,817,416	10,845,478	90.52
	15 大分県立病院	11,535,122	53,277	11,481,845	11,407,877	100.65
	16 宮崎県立宮崎病院	9,891,097	319,153	9,571,944	11,107,129	86.18
	17 沖縄県立中部病院	11,819,248	330,229	11,489,019	12,192,944	94.23
政令指定都市	1 札幌市立札幌病院	17,553,391	264,285	17,289,106	18,512,470	93.39
	2 仙台市立病院	10,488,486	1,018,719	9,469,767	11,370,144	83.29
	3 横浜市立市民病院	15,088,885	609,070	14,479,815	15,376,307	94.17
	4 川崎市立川崎病院	15,339,477	542,849	14,796,628	17,230,795	85.87
	5 名古屋市立東市民病院	8,145,428	245,012	7,900,416	10,096,369	78.25
	6 京都市立病院	10,613,938	317,677	10,296,261	11,924,058	86.35
	7 神戸市立中央市民病院	28,103,348	3,666,991	24,436,357	25,371,063	96.32
	8 広島市民病院	23,657,864	567,400	23,090,464	25,028,175	92.26
	9 北九州市立医療センター	11,788,294	132,785	11,655,509	12,779,402	91.21
東京都	1 東京都立広尾病院	11,315,310	1,706,276	9,609,034	13,873,407	69.26
	2 東京都立大塚病院	9,566,440	695,641	8,870,799	12,357,149	71.79
	3 東京都立駒込病院	18,468,080	796,854	17,671,226	25,134,665	70.31
	4 東京都立墨東病院	17,831,918	1,836,694	15,995,224	22,531,769	70.99
	5 東京都立多摩総合医療センター	18,403,054	2,497,243	15,905,811	22,770,316	69.85

第3部　自治体病院の経営改革の実践

市町村等	1	函館市立函館病院	14,414,789	300,585	14,114,204	15,705,291	89.87
	2	釧路市立釧路総合病院	14,323,172	180,724	14,142,448	15,273,794	92.59
	3	いわき市立総合磐城共立病院	14,668,253	134,838	14,533,415	17,307,025	83.97
	4	国保旭中央病院	28,865,030	620,291	28,244,739	28,143,707	100.36
	5	横須賀市民病院	6,574,038	499,822	6,074,216	7,860,039	77.28
	6	新潟市民病院	16,798,255	684,126	16,114,129	17,718,114	90.95
	7	富山市民病院	9,635,178	117,737	9,517,441	10,911,553	87.22
	8	岐阜市民病院	12,897,865	246,011	12,651,854	12,951,789	97.68
	9	大垣市民病院	26,280,285	0	26,280,285	25,089,090	104.75
	10	豊橋市民病院	20,207,425	473,684	19,733,741	21,163,996	93.24
	11	岡崎市民病院	16,218,413	633,141	15,585,272	16,322,654	95.48
	12	小牧市民病院	17,125,594	114,019	17,011,575	16,784,987	101.35
	13	公立陶生病院	16,823,675	217,139	16,606,536	16,405,589	101.22
	14	四日市市立四日市病院	15,112,850	121,574	14,991,276	15,195,599	98.66
	15	佐世保市立総合病院	12,591,664	62,267	12,529,397	12,489,607	100.32
	16	熊本市民病院	10,745,025	200,000	10,545,025	11,482,295	91.84
	17	鹿児島市立病院	12,505,772	104,838	12,400,934	12,538,871	98.90

＊大阪府立総合医療センターは，平成18年4月から独立行政法人に移行，東京都立豊島病院は，平成21年4月から(財)東京都保健医療公社に運営移管したため，対象から除外している。
＊静岡県立総合病院，神戸市立中央市民病院は独立行政法人に移行している。

表20　優良10病院の平成21年度修正医業収支比率

順位	病院名	修正医業収支比率（％）
1	石川県立病院	107.14
2	大垣市民病院	104.75
3	小牧市民病院	101.35
4	公立陶生病院	101.22
5	大分県立病院	100.65＊
6	国保旭中央病院	100.36
7	佐世保市立総合病院	100.32
8	岩手県立中央病院	100.20
9	鹿児島市立病院	98.90
10	四日市市立四日市病院	98.66

＊17年度：28位　18年度：14位　19年度：10位　20年度：10位

表21 大型自治体病院の中の全部適用病院の経営ランキングの推移   (平成15年度〜21年度修正医業収支比率)

ランク	平成15年度		平成16年度		平成17年度		平成18年度		平成19年度		平成20年度		平成21年度	
1	大垣市民	111.6	大垣市民	110.7	大垣市民	106.5	大垣市民	105.9	大垣市民	105.0	石川県立	104.6	石川県立	107.1
2	岐阜市民	107.2	小牧市民	105.5	小牧市民	104.0	石川県立	105.8	大垣市民	103.7	大垣市民	104.6	大垣市民	105.8
3	小牧市民	104.7	岐阜市民	104.1	石川県立	102.7	小牧市民	104.8	小牧市民	102.2	小牧市民	102.9	小牧市民	101.4
4	岐阜県立	104.4	岐阜県立	103.1	国保旭中央	102.2	佐世保市総合	101.8	佐世保市総合	101.7	公立陶生	101.2	公立陶生	101.2
5	国保旭中央	104.2	国保旭中央	101.9	岐阜県立	101.9	岐阜市民	101.2	国保旭中央	101.1	国保旭中央	100.7	国保旭中央	100.7
6	岐阜市立	102.6	岐阜市立	100.6	岐阜市民	101.0	小牧市民	100.8	小牧市民	100.4	大分県立	100.4	大分県立	100.4
7	石川県立	101.9	鹿児島市立	100.6	鹿児島市立	100.8	国保旭中央	100.8	鹿児島市立	99.9	鹿児島市立	99.3	鹿児島市立	100.2
8	鹿児島市立	100.5	市立四日市	100.5	岐阜市立	100.7	大分県立	100.3	大分県立	98.9	岩手県立中央	97.8	岩手県立中央	99.4
9	市立四日市	99.2	市立四日市	99.8	市立四日市	100.3	岩手県立中央	99.5	岩手県立中央	97.8	市立四日市	96.4	市立四日市	98.7
10	市立釧路	98.5	市立釧路	98.6	公立陶生	100.2	市立釧路	99.6	市立四日市	96.5	市立釧路	96.4	市立釧路	98.7
11		96.5	愛媛県中央	98.1	岩手県立中央	99.6	愛媛県中央	96.4	愛媛県中央	96.1				97.7
12		96.2		96.0		97.9		95.6		95.6				96.9
13		96.1		95.9		96.8		94.7		93.8				95.5
14		95.9		95.1		96.5		93.3		94.3				94.8
15		95.8		94.6		95.1		93.0		93.3				94.2
16		95.5	岩手県立中央	94.3	大分県立	95.1		92.9		92.7				94.2
17	佐世保市総合	94.7		94.3		94.6		92.2		92.7				93.4
18		93.1		94.1		94.2		91.9		92.3				93.4
19		92.8		93.8		93.8		91.8		91.9				92.6
20		92.7	佐世保市総合	93.5	佐世保市総合	93.8		90.5		91.3				92.3
21	岩手県立中央	92.7	岩手県立中央	93.2	沖縄県立中部	92.4	島根県立中央	90.4	沖縄県立中部	91.0	島根県立中央	90.8		92.5
22		92.4		92.7		92.4		90.2		91.0		90.8		91.9
23		92.2		92.7		91.4		89.6		90.2		90.5		91.5
24		92.5		92.4		91.4	沖縄県立中部	89.3		90.2		89.8		91.5
25		91.2		91.4		90.5		89.1		89.5		89.4		91.2
26		91.0		91.4		90.5		89.0	島根県立中央	89.6		89.4		91.0
27	沖縄県立中部	90.9		90.3	岩手県立中央	90.4		88.5		89.4		89.3		90.4
28		90.7	沖縄県立中部	90.3	島根県立中央	89.9		88.5		88.4		90.4		90.2
29		90.2		90.3		89.9		88.2		88.2		88.0		89.9
30	大分県立	89.5	大分県立	89.9		89.2		88.7		87.8		82.2		89.1
31		89.4		89.2		88.8		87.6		87.5		82.1		88.5
32		88.7		87.4		88.4		87.1	大分県立	87.2	県立宮崎	85.8		87.7
33		88.1		86.9		87.6		86.4		86.8		85.6		87.4
34		87.3		86.4		87.5		86.3		86.7	県立宮崎	85.4		87.2
35		86.6		86.1		87.0		85.7		85.1		85.1		86.4
36		86.4		85.0		86.6		84.8		84.7		85.0		86.2
37		85.1		84.9		85.0		84.8		84.0		84.3		86.2
38	鹿児島県立中央	83.7	鹿児島県立中央	82.2	鹿児島県立中央	84.8	鹿児島県立中央	84.3		84.0		83.7		85.9
39	県立宮崎	83.6	県立宮崎	81.9		83.1		83.7		83.7		83.6		84.0
40				81.4		82.9		83.1		82.9		83.4	県立宮崎	83.3
														78.3

第3部 自治体病院の経営改革の実践　218

院（〔67〕）がベンチマークの指標として一部で用いられているので、過去11年間における大型類似同規模自治体病院（対象は50病院から静岡県立総合病院、神戸市立中央市民病院及び独法移行の大阪府立総合医療センター、財団法人東京都保健医療公社移行の東京都立豊島病院の4病院を除く46病院）の修正医業収支比率の推移を調査し、大分県立病院と比較した。また、21年度における大型類似同規模自治体病院（ここでは大阪府立総合医療センター及び東京都立豊島病院を除く48病院を示す）及び優良10病院の修正医業収支比率を比較した（表19及び表20）。

図9に示すように、過去11年間において46病院の修正医業収支比率の平均はおおよそ90パーセント前後を推移し、また、上位から10位までの優良病院の平均は100パーセント前後を推移している。この中で、大分県立病院の修正医業収支比率は、18年度から21年度の4年間に急激に上昇し上昇幅は10・8パーセントとなり、この4年間における伸び率は全国トップであった。また、21年度における修正医業収支比率は全国第5位となり、優良10病院の仲間入りを果たした（表20）。

なお、表21は、所謂大型自治体病院の中では総じて全部適用病院は修正医業収支比率が伸びていること

41	82.8	90.2	82.4	82.9	81.6	82.8
42	82.7	79.5	81.4	82.4	80.1	82.8
43	81.4	78.7	81.1	82.0	76.5	81.9
44	81.0	78.4	80.2	81.7	74.5	74.8
45	80.6	77.2	80.2	75.4	71.7	70.3
46	78.4	77.0	76.9	74.2	71.6	73.6
47	75.9	71.6	76.6	71.4	70.7	69.9
48	73.8	68.6	73.2	69.3	69.8	68.2
49	73.1	68.1	68.8	55.1	71.6	67.9
50	62.3	60.8	63.4	56.1	55.1	56.3	69.3

を示している。

III 考察

1 飛躍的な黒字達成とその意義

大分県立病院において、経営形態の全部適用への変更の下に戦略的経営の導入を行い経営改革を実践したところ、戦略経営が円滑に機能し、医療の質の向上ならびに経営の健全化とともに飛躍的な収支の黒字化が達成された。経常収支は昭和57年度から実に25年ぶり、医業収支は同じく昭和40年度から44年ぶりの黒字化であった。実質収支は、平成11年度から17年度までの7年間と比較すると18年度から21年度の4年間で約50億円（純利益の増加2,562百万円＋繰入金の削減2,496百万円）の改善を示した。また、修正医業収支比率は、21年度にはついに100・7パーセントと黒字化し、大型類似同規模自治体病院の中で全国第5位となり、優良10病院の仲間入りを果たした。さらに、18年度から21年度の最近4年間における修正医業収支比率の推移を比較すると、上昇幅は10・8パーセントに達し大型類似同規模自治体病院の中で全国トップの躍進であった。

本事例での黒字達成は、次のような点で意義があった。まず、大分県財政に50億円の負担軽減をもたらし、「大分県行財政改革プラン」（63）の達成に寄与することができた。次に、大分県立病院の経営改革が全国的に高く評価され、改革の基本理念として挙げた「日本をリードする自治体病院として貢献する」

（7）の実現に一歩近づくことができたことから、病院職員に自信と誇りを与えた。最後に、本事例は、「全部適用下での戦略経営の導入」が、自治体病院の経営改革の方法として有効であることを示した。もちろん、更なる事例の集積が必要ではあるとは言え、「全部適用下での戦略経営の導入」は、自治体病院の経営改革のモデルの一つとして有用であると思われる。

2 自治体病院経営の黒字化に関与する主な要素と経営の質の向上

自治体病院経営の黒字化に関与する主な要素としては、病院の基盤（内部環境）、自治体の基盤、外部環境などが考えられる（表22）。病院の基盤としては、人材（ヒト）、施設・設備（モノ）、資金（カネ）、情報と経営の質が挙げられる。自治体の基盤では、人口の増減、高齢化、都市部・非都市部などの総合力と財政力、行政・政策などが、また、外部環境では、国の医療政策が重要と考えられる。

自治体病院は、病床数により大規模病院（200床以上）と中小規模病院（200床未満）に分けられるが、大規模病院は大型（500床以上）と中型（500床未満〜200床）に分けること［67］が一部でされている。また、立地する地域により都市部と非都市部にも分けられよう。黒字化に関与する要素は、病床規模や立地条件などの組み合わせにより、病院間で大きく異なることが考えられる。例えば、大分県立病院を含めた大型類似同規模自治体病院では、概して病院の基盤のうちの人材、施設・設備、資金にはあまり問題はなく、経営の質に問題があることが推定される。これに対して、経営危機にある非都市部の中型や中小規模の自治体病院では、病院の基盤のうちの経営の質だけでなく、人材、施設・設備、資金にも問題があり、さらに自治体の基盤も脆弱であることが多いと思われる。特に医師不足問題は深刻で

表22 自治体病院の経営黒字化に関与する要素

病院の基盤	人材（ヒト），施設・設備（モノ），資金（カネ）経営の質
自治体の基盤	人口増減，高齢化，都市部・非都市部などの総合力，財政力，行政・政策
外部環境	国の医療政策

ある。著者が現在（2010年8月），病院事業管理者を務めている田川市立病院はその例に該当する。

大分県立病院では、他の大型類似同規模自治体病院とほぼ同様に、病院の基盤の4要素のうち、人材、施設・設備、資金はほぼそろっていたが、経営の質に問題があることが判明していた。従って、医療経営の質の不足をどう克服するかが最大の課題であった。ただ、経営の質に問題があるのは自治体病院にほぼ共通することであり、また我が国の病院事業一般についても民間企業などと比較すると言えることである。なお、京都大学吉田修名誉教授（68）は、「倫理観を持って、質の高い全人的な医療を持続的に提供するには、合理的な医療経済原理にもとづく経営力が必要である。健全な医療経営があってこそ、ようやく高い医療を提供できる」と述べ、さらに我が国の病院医療においては「医療経営力の質・量の不足」があり、これが医療崩壊の大きな要因ともなっていると指摘している。本書で述べている経営の質とは、合理的な医療経済原理に基づく経営力のこととと言っていいであろう。

3 大分県立病院における黒字達成の要因

大分県立病院の場合、飛躍的な黒字達成の要因としては、病院の基盤のうちの、人材、施設・設備、資金ならびに自治体の基盤には概ね問題がなかったことと、病院の基盤のうちの経営の質が向上したこと並びに外部環境のうちの国の医療政策、

特に医療制度改革が関与していると思われる。

第一の要因として、経営学の理論、特に戦略経営の導入などによる経営の質の向上が考えられる。著者は、平成10年頃から独学ではあるがドラッカーなど（[9]）に触発され、佐賀県立病院好生館（[6]）、大分県立病院など（[7]）において、企業を対象とする経営学の理論、特に経営戦略論（[9][24][62]）に基づく戦略経営の導入・実践を行い、医療における経営のレベル向上を心掛けてきた。大分県立病院では、病院事業管理者の強い権限（[4][7]）の下に、ある意味異質であったかも知れない戦略経営を徹底して導入し、重要事業については病院事業管理者並びに病院局の主導で実践し、目標管理の下に事業の業績評価と課題対応を併せて行った。戦略の手法としては、デザイン、プランニング、ポジショニングなどの規範的性格を持つ戦略策定によるトップダウンとともに、現場の組織文化、組織学習を含む創発的戦略（[24]）などのボトムアップを重視した（第1章、21ページ）。その結果、医療の質の向上ならびに経営の健全化がおおむね目標通りに達成され、収支の黒字化も実現された。

第二の要因は、経営形態の全部適用化である。一部適用では、法的制約が強く、病院長には限られた権限しか与えられていないが（[6]）、全部適用の下では、法的制約の緩和は部分的かつ僅かであるものの管理者（病院事業では病院事業管理者、企業長などと呼称）に総体として強い権限が与えられており、トップダウンによる一貫した経営が可能であった（[4][7]）。また、全部適用の効果を最大限に発揮することにより、予算・人事などにおける法的制約の枠は守りつつ、より柔軟で迅速な経営を幅広く行うことが可能であった。その詳細については既に報告した（[7]）。

第三の要因は、経営の質の向上と重なる面があるが、方法論として総合的・多角的な経営改革（[7]）

を実施したことである。具体的には、①病院の使命・役割の明確化、②国の医療制度改革などへの対応、③病院の基盤整備や教育・研修の推進などの内部環境の整備、④医療の質の向上や病院医療の効率の向上など医療のあり方の改革、⑤経営手法の刷新、経営管理体制の刷新、経営システムの刷新などの経営のあり方の改革を行った。

第四の要因は、「医療者の本質は患者の疾患や病を治し癒すことにある」ことを病院医療の中心に据えて、一連の医療経営改革を行ったことに他ならない。当然、職員の医療に対する自主性を最も大切にした。具体的には、医療の質の向上を前面に出し、経営の健全化（経営の質の向上）を並行して進めることを基本とした。このことは、病院全職員のモチベーションを高め、職員の一体化をもたらし、さらには各職員の自立性を醸成することにつながったと考えられる。

第五の要因は、平成14年度から医療制度改革大綱に基づく政府の医療制度改革が実施されてきたが、医療提供体制の効率化、なかでも医療機関の重点化が進められたことにより、大型病院が提供する高度・専門医療、救急医療、周産期医療などへの診療報酬が手厚くなったことである。大分県立病院では、中期事業計画に基づき、県立中央病院として提供が必要な医療、即ち救命救急センターの開設、がんの高度医療体制の整備、周産期医療の充実などへの選択と集中を行ってきたが、これらの転換が結果的に国の医療政策の先取りにつながった。ただし、これらの効果が実際に出始めたのは、平成21年度以降のことである。

また、国の医療制度改革への対応を早期に徹底して実践したことも、大きな要因のひとつとなった。

第六の要因は、大分県立病院では、病院の基盤の4要素のうち人材、施設・設備、資金の3要素がほぼ

充足されていて、あまり問題がなかったことである。この3要素に問題があった場合には、医師不足をはじめ資金不足、医療機器更新などを解決しなければならないため、黒字化の達成にはより多くの労力と時間を要したと思われる。また、当然のことであるが、母体が県であるため、市町村と比較すれば自治体の財政基盤に問題が少なかったことが大きく影響している。

4　大型自治体病院における黒字達成の方策

大型自治体病院では、病院の基盤の4要素のうち人材、施設・設備、資金がほぼ充足され、自治体の基盤にあまり問題はないので、黒字達成の方策としては、経営の質の向上と医療政策の方向性など外部環境への対応が重要ということになる。

経営の質の向上のための方策としては以下が挙げられる。①医療経営学の導入・実践：戦略経営の導入、中期事業計画策定と実践、業績評価、全職員の自立性・行動力の向上、②全部適用への変更：病院事業管理者の強い権限の発揮、経営経験の十分ある医師によるトップ・マネジメント、③総合的な経営改革：病院の使命・役割の明確化と実践、医療政策の方向性などの外部環境への対応、医療の質や経営の質などの内部環境の整備、教育の推進、経営管理体制の向上、④職員のモチベーション、自立性の尊重：医療の向上を優先し、医療に合わせての経営の向上を基本、⑤自治体として提供が必要な医療の選択と集中、国の施策への早期の対応。大切なことは、これらの方策はいずれも重要であり、総合的に実施されなければならないということである。

要約

　大分県立病院において、地方公営企業法全部適用（全部適用）への移行の下で、戦略経営を導入し、平成18年度から21年度の4年間に一連の経営改革を実施した。その結果、中期事業計画の目標とした医療の質の向上、経営の健全化（経営の質の向上）ならびに収支の黒字化のいずれも概ね達成することができた。

　ここでは、飛躍的な黒字化達成の状況とその要因について述べる。

　黒字化の状況については、達成までの期間は、中期事業計画での目標よりも早く、経常収支の黒字化は2年目、医業収支の黒字化は4年目に達成された。また、経常収支の黒字化はそれは44年ぶりであった。純利益の増加は、平成11年度から17年度の7年間の平均と比較すると、医業収支から21年度の4年間で25・6億円に達した。また、同時に繰入金を大幅に削減したので、平成11年度から17年度の7年間の平均と比較すると、18年度から21年度の4年間で削減した繰入金は25・0億円となった。

　従って、実質収支改善は、平成11年度から17年度の7年間の平均と比較すると4年間で50・6億円に達した。

　修正医業収支比率でみても、17年度89・9パーセントから21年度には100・7パーセントとなって黒字化するとともに、大型類似同規模自治体病院（46病院）のなかで全国第5位となり、優良10病院の仲間入りを果たした。また、上昇幅10・8パーセントはこの期間における全国トップの躍進であった。

　黒字達成の意義としては、大分県の財政に50億円の負担軽減をもたらし、病院職員に自信と誇りを与えるとともに、「全部適用下での戦略経営の導入」が、自治体病院の経営改革の方法として有効であること

を示した。

　飛躍的な黒字達成の要因としては、病院の経営の質が著明に向上したこと、及び国の医療制度改革の影響が挙げられる。この他、病院の基盤のうちの人材、施設・設備、資金ならびに大分県の自治体としての基盤には概ね問題がなかったことも重要である。このうち病院の経営の質が著明に向上した要因としては、①経営学の理論、特に経営戦略論の導入、②経営形態の全部適用化とその効果の最大化の試み、③総合的・多角的な経営改革の実施、④医療の質を前面に出し、経営の健全化を並行して進めたことなどが挙げられる。国の医療制度改革の影響については、医療機関の重点化政策により、大型病院が提供する高度・専門医療、救急医療、周産期医療などへの診療報酬が手厚くなったことが関与していると思われる。中期事業計画に基づき、県立中央病院として提供が必要な医療、即ち救命救急センターの開設、がんの高度医療体制の整備、周産期医療の充実などへの選択と集中を行ってきたが、これらの転換が結果的に国の医療政策の先取りにつながった。また、国の医療制度改革への対応を徹底して実践したことも有効に働いたと思われる。

第3部のまとめ

　地方公営企業法一部適用（一部適用）の佐賀県立病院好生館（好生館）では、平成10年4月から16年3月までの6年間に経営改革を行った。経営改革の内容は、病院の使命・役割の明確化、外部環境への対応、内部環境の整備、病院医療のあり方の改革、経営のあり方の改革の5項目からなる。なお、基本方針（戦略）としては、医療の質の向上、経営の健全化（経営の質の向上）の二つを挙げた。経営手法として戦略経営を導入し、県立の基幹病院として果たすべき使命・役割を改めて明確化した。

　6年後における事業計画の達成状況は、病院の使命・役割の明確化とその重点的強化）、外部環境への対応（医療制度改革への対応）、内部環境の整備（病院医療の基盤整備）の3項目についてはおおむね達成、経営のあり方の改革（経営管理体制の構築と黒字経営への転換）についてはかなり達成、病院医療のあり方の改革（質の高い効率的な医療の提供）についてはかなり達成、経営のあり方の改革（経営管理体制の構築と黒字経営への転換）については、一部適用の制約外事項に限ればかなり達成と判定された。ただ、経営管理体制の構築のうち、法的制約のある事項（定数、予算、給与、採用・異動）についてはほとんど達成できなかった。全体として、目標とする医療の質の向上および経営の健全化はかなり達成された。黒字経営への転換については、長年の赤字体質を脱却して経常収支の黒字化を就任4年目に達成し、以後退職するまで3年連続してなしえたことから、概ね達成と判断された。

　地方公営企業法全部適用（全部適用）の大分県立病院では、平成18年4月から22年3月までの4年間に経営改革を行った。経営改革の内容は、好生館とほぼ同様の5項目からなり同様の手法によった。事業計画の達成状況については、論文5では、前半2年間（平成18〜19年度）の中間評価の結果を示したが、経営のあり方の

改革、病院の使命・役割の明確化についてはおおむね達成、外部環境への対応、内部環境の基盤整備、病院医療のあり方の改革についてはかなり達成と判定された。なお、4年後の最終評価（平成22年度）においては、論文6に一部示したように、5項目のすべてについて概ね達成と判定された。全体として、目標とする医療の質の向上および経営の健全化は概ね達成された。

大分県立病院での黒字経営への転換については、中期事業計画での目標よりも早く達成され、経常収支の黒字化は2年目、医業収支の黒字化は4年目に達成された。因みに、経常収支の黒字化は25年ぶり、医業収支のそれは44年ぶりであった。実質収支改善は、平成11年度から17年度の7年間の平均と比較すると4年間で50・6億円に達した。補助金などを除外した修正医業収支比率でみても、17年度89・9パーセントから21年度には100・7パーセントとなって黒字化するとともに、大型類似同規模自治体病院（46病院）の中で全国第5位となり、優良10病院の仲間入りを果たした。

このような飛躍的な黒字達成の要因としては、経営形態を一部適用から全部適用に変更したことが前提としてあるが、それとともに病院の経営の質が著明に向上したこと及び国の医療制度改革の影響が挙げられる。経営の質が著名に向上したのは、経営学の理論、特に経営戦略論の導入、経営形態の全部適用とその効果の最大化の努力、総合的・多角的な経営改革の実施、医療の質の向上を前面に出し、経営の健全化を並行して進めたことなどの総合効果と思われる。国の医療制度改革の影響については、医療機関の重点化政策により、大型病院が提供する高度・専門医療、救急医療、周産期医療などへの診療報酬が手厚くなったことと、それを先取りできたことが関与していると思われる。

注目すべきは、全部適用化の実践上の効果が、地方公営企業法に記された個別条項の規定から解釈される法的制約の緩和に基づく効果（個別条項の規定に基づく効果）よりはるかに大きかったことである。即ち、大分

県立病院中期事業計画の目標は、上記5項目について好生館に比してより早期に同程度に達成され、特に、黒字経営への転換は2年早く成し遂げられた。地方公営企業法化の実践上の効果が大きい理由としては、管理者（病院事業では病院事業管理者、企業長などと呼称）に総体としての強い権限が与えられていることによると考えられる。従って、このような実践結果からみて、全部適用は自治体病院の経営改革を成就するのに有効な経営形態の一つであると考えられる。

おわりに

冒頭に述べたように、医療の進歩のため、医療の改革は不断に実践されねばならない。医療の改革を外部からの改革と内部からの改革に分けると、内部からの改革である医療機関の経営改革については、必ずしも十分に実行されているとはいえない。まさしく、「医療機関が経営改革を適切に行うにはどのようにすればよいのか」ということが問われているのである。

著者は、この命題に応える一助として、改革が最も遅れている自治体病院を対象として、実践的な立場から、医療機関の経営改革を推進するには何が必要であるかについて三つのポイントを提示した。

第一のポイントは、医療機関の医療の質と経営の質の両方を向上させることである。これは、医療機関の経営をどのように行うべきかということであり、すべての医療機関に共通する課題である。当然自治体病院の経営改革を行う上でも基本的な課題になる。

二つめに、本書の事例では、「医療の質と経営の質の両方を向上させる」ことを基本的な課題として、中期事業計画が作成され実践に移された。「医療の質」と「経営の質」の両方を向上させるための方法論はある程度確立されており、中期事業計画の作成はそれほど困難なことではない。重要なのはいかに実践していくかである。重要事項をプロジェクトとして取り上げ部門横断的に実行したが、病院の各職種横断的

に全職員が一堂に会して行われる「総合医学会」などの病院医療に関する教育の実施は、医療の質および経営の質の向上に対するモチベーションを高める上で大きな役割を果たした。また、経営の質の向上については、民間企業の経営手法、なかんずく戦略経営を導入することが有効であり、実践した事例では、戦略経営が機能しだすと経営状況が目を見張るように改善された。

第二のポイントは、各種病院団体に固有の経営改革の課題を克服することである。

自治体病院の場合には、特有の問題点として、①ガバナンス構造の脆弱性、②経営技術の不備（戦略経営の不備、予算至上主義の弊害など）、③行政による自主性の抑制などがあり、その克服策として、①経営形態の変更によるガバナンス構造の適正化とトップ・マネジメントの確立、②民間企業において確立されている戦略経営の導入と成果の評価によるフィードバック（ドラッカーの指摘）などによる経営の質の向上、そして、③行政主導から医療者主導への転換による病院職員の自律性の醸成が有効であることを事例を通してある程度明らかにした。因みに、本書に示した事例においては、第一のポイントの「医療の質と経営の質の向上」とともに、「自治体病院に特有の問題点を克服する」ことをもう一つ基本的な課題として中期事業計画が作成・実践された。

我が国には、いくつかの病院団体がありそれぞれに設立母体が存在するが、設立母体はその病院の経営に何らかの制約や影響を与えている。自治体病院以外の病院団体においても、設立団体に固有な経営改革上の課題を克服することは、課題の内容や程度に違いはあるものの、重要なことと思われる。

第三のポイントは、経営改革の実践方法を事例から学ぶことである。

本書では、二つの病院事例を掲載した。ここには、「医療の質と経営の質の向上」および「自治体病院

に固有な経営改革の課題の克服」を基本的な課題とし、改革をどのように実践したかを具体的に示した。なお、掲載した事例（論文）のタイトルは経営形態に関することとなっているが、実際はこの二つの課題に対してどのように実践したかについても示している。これらの実践事例が、他の医療機関における経営改革の参考になれば幸いである。

次に、今後の「医療機関における医療の質と経営の質の向上」のために二つのことを提案したい。著者は、平成22年4月から、九州大学大学院医療経営・管理学講座の特別教員として寄付研究室を設置させていただき、公立病院経営領域の研究を実施してきた。これまでの実践的な病院経営の経験とは別に、当講座における6名の教授もしくは准教授の研究者の方々や40数名の大学院生たちとの自由な雰囲気での医療経営についての研究生活は、ゼミや研究発表会などを通して我が国における医療経営学の現状と課題、医療機関の経営実践における諸課題などについて、新たな視点を与えてくれた。その中で憂慮すべきと感じたのは、大学での医療経営学の研究と医療機関における経営実践との連携の希薄さであった。また、昨年（2011年8月）夏の訪米において、米国における医療の質への取り組みに大きく触発されたが、その背景には、医療機関の経営者育成のための充実した教育制度・資格制度ならびに資格を有する経営学修士や医療経営学修士に対する高い社会的認知があることを思い知らされた。

第一の提案は、医療機関の経営者育成のための教育制度の充実や公式の資格制度の創出である。米国では既に大学院などに医療機関の経営管理者を育成するためのフォーマルな教育制度や経営学修士および医療経営学修士に対する公式の資格制度が整備されており、これらの教育を受けて資格を取った専門家たち

が広い裾野となって医療機関経営を支えている。また、資格を有する経営学修士や医療経営学修士に対する社会的な認知度も高いようである。

我が国でも、大学院において医療経営・管理学講座などが創設され医療経営・管理学の修士などが輩出されるようになってきたが、その数は僅かである。また、公式の資格制度が作られていないこともあり、一般社会において経営学修士や医療経営学修士に対する価値の認識が極めて低い。このため、たとえば九大大学院医療経営・管理学講座の修士取得者は必ずしも医療機関経営の向上に寄与できる人材が活用されないままに終わっている場合も多い。このような状況を打開していくために、医療機関の経営者育成のための教育制度の充実と経営学修士や医療経営学修士などを対象とした医療経営管理者の公式の資格制度の創出が必要である。また、資格を有する医療経営学管理者の医療機関などへの積極的な登用と医療機関・医療界・一般社会におけるその価値認識の向上が進められるべきと思われる。

これとともに、医療機関のトップである病院長や理事長が、医療経営学、なかでもトップ・マネジメントや戦略経営を学習するフォーマルな教育制度が必要である。しかし、我が国はもちろん、米国においても病院長医師のための医療経営学の教育制度はほとんど整備されていない。そこで、医療機関の経営トップが、独学で医療経営学の基本を学ぶ体制の設置が必要である。

第二は、医療経営学研究者と医療機関経営実践者との密接な協力体制の構築による実践的な医療経営学の向上である。我が国においては、大学の医療経営学研究者は、ほとんどが大学内での研究に専念しており、医療機関経営の実践に向けアプローチすることは少ない。他方、医療機関の経営責任者は、ほとんどすべ

おわりに (234)

てが病院経営の実践に専念することに終始しており、現場での経験を生かして経営則を理論化するなど医療経営学へアプローチすることはほとんどない。また、医療経営学研究者に医療機関経営について助言を求めることなども活発には行われていない。学会についても、大学の医療経営学研究者が主として集まる大学主体の学会と医療機関の管理者や従事者が主として集まる病院団体ごとの学会が、ほとんど没交渉に開催されている。つまり、医療経営学研究者と医療機関経営実践者の学問上ならびに実践上の連携が非常に希薄である。このような状況は、医療機関における経営実践からの医療経営学の進歩にマイナスになっていると思われる。この状況を打開していくために、医療経営学理論の経営実践への応用などを阻害し、ひいては医療機関での経営の質の向上、さらには医療経営学の進歩にマイナスになっていると思われる。この状況を打開していくために、医療経営学研究者と医療機関経営実践者が、対等な立場に立って医療経営学の研究ならびに医療機関の経営実践についての研究を、共同研究の形で進める体制を積極的に構築することが必要と思われる。このような体制を構築し、実践的な医療経営学の向上を図ることが望まれる。

最後に、本書で述べた「自治体病院の経営改革の原則」は、どちらかといえば大型の病院（500床以上）を対象としたものであることをお断りしておく。なぜなら、中型病院（200床以上500床未満）、中でも非都市部に立地した地域中核病院においては、平成14年度に始まった小泉改革以後に、これまでとは異なる新しい病院経営上の問題が起こったからである。いわゆる「病院崩壊あるいは病院経営破たん」が、この種の病院に主として起こり、社会問題としてマスコミや著書などで取り上げられてきた。このような、小泉改革の影響などによって現在経営破たんの危機にある中型病院の経営改革については、本書で

235　おわりに

述べた経営改革の原則に、新たな方法論を加える必要がある。

周知の通り、小泉内閣の登場により、医療制度改革大綱（[69]）にほぼ沿った医療制度改革が平成14年度から本格実施されたことにより、診療報酬の抑制（史上初のマイナス改定など）、医療提供体制の効率化（医療機関の機能分化・重点化・効率化を含む）[70]などが次々に実行に移され、また、16年度の新臨床研修制度（[71][72]）を契機として医師の不足・偏在化が起こった。この医療上の一連の制度改革は全国の病院に大きな影響を及ぼしたが、その影響の内容は病院の地域性や規模によって驚くほど異なっている。即ち、都市部の大型病院では、医療機関の重点化施策の恩恵を受け、診療報酬の抑制下でありながらむしろ医業収益と医師数とも増加した。しかし、地方の中型病院では、選択と集中の標的から外れたため診療報酬の抑制をまともに受け、しかも、都市部への偏在化による地方の深刻な医師減少も新たに加わったことにより、医業収益と医師数が減少し、資金不足と医師不足による病院経営の危機が惹起された（[73][74][75]）。このため、過疎化が進む地方の地域中核病院では、資金獲得と医師確保が経営改革の主要な課題になったのである。著者が平成22年度以後に経営改革に取り組んでいる田川市立病院はまさにその事例に該当する。中型病院の経営改革については、当然これらの要素を加えた新たな経営戦略が必要になるのであるが、詳細は別の機会に著述したいと考えている。

参考文献

はじめに

[1] 総務省自治財政局長、公立病院改革ガイドラインについて（通知）、総財経第134号、平成19年12月24日

[2] 厚生労働省医療施設調査、平成21年10月1日現在、ただし臨床研修指定病院は全国自治体病院協議会調査

[3] 齋藤貴生、自治体病院の経営改革（5）クリティカル・ポイントはなにか、全国自治体病院協議会雑誌 48（11）、84-90、2009

[4] 齋藤貴生、自治体病院の経営改革（2）地方公営企業法全部適用による法的制約の緩和は部分的かつ僅か、全国自治体病院協議会雑誌 47（2）、134-140、2008

[5] 齋藤貴生、自治体病院の経営改革（4）一般地方独立行政法人と地方公営企業法全部適用：その得失の評価と選別のあり方、全国自治体病院協議会雑誌 48（8）、57-74、2009

[6] 齋藤貴生、自治体病院の経営改革（1）地方公営企業法一部適用は全部適用より不利か、全国自治体病院協議会雑誌 47（2）、134-140、2008

[7] 齋藤貴生、自治体病院の経営改革（3）地方公営企業法全部適用こそ医療の公共性と経済性の両立に最適の経営形態である、全国自治体病院協議会雑誌 47（7）、30-49、2008

[8] 齋藤貴生、自治体病院の経営改革（6）大分県立病院改革4年間のまとめ：飛躍的な黒字化達成とその要因、全国自治体病院協議会雑誌 50（9）、101-108、2010

[9] ドラッカーPF著、野田一夫、村上恒夫監訳、マネジメント、ダイヤモンド社（東京）、1974

第1部

[10] The Tenth National Quality Colloquium on the Campus of Harvard University, The Leading Forum On Patient Safety, Quality Enhancement and Medical Error Reduction, August 15–18, 2011

[11] 医療の質に基づく支払い（P4P）研究会編、P4Pのすべて、医療タイムス社（東京）、2007

[12] The Patient Protection and Affordable Care Act, 111th United States Congress, March 23, 2010.
[13] 河野圭子著、病院の内側から見たアメリカの医療システム、新興医学出版社（東京）、2002
[14] 河野圭子著、病院の外側から見たアメリカの医療システム、新興医学出版社（東京）、2006
[15] Gundeman R, Kanter SL. Perspective:Educating physicians to lead hospitals, Academic Medicine, 84, 1348-1351, 2009.
[16] MacEachern Mt. Hospital organization and management, Chicago,Ill:Physician Record Co. 1935.
[17] 十川廣國著、経営学イノベーション1、経営学入門、中央経済社（東京）、2006
[18] 黒川清著、尾形裕也監修、医療経営の基本と実務、日経メディカル開発（東京）、2006
[19] 尾形裕也著、看護管理者のための医療経営学、日本看護協会出版会（東京）、2009
[20] 高橋政禎著、医療学入門、医学書院（東京）、1996
[21] 沢潟久敬著、医学と生命、東京大学出版会（東京）、1967
[22] 杉政孝著、病院の本質、病院管理 7, 14-17, 1970
[23] チャンドラーCA著、三菱総合研究所訳、経営戦略と組織、実業之日本社（東京）、1967
[24] ミンツバーグH, アルストランドB, ランペルJ著、齋藤嘉則監訳、戦略サファリ——戦略マネジメントガイドブック、東洋経済新報社（東京）、1999
[25] Arrow K, Uncertainty and welfare economics of medical care, American Economic Review, 53, 941-973, 1963
[26] 二木立著、医療経済学、医学書院（東京）、1993
[27] 真野俊樹著、医療マネジメント、日本評論社（東京）、2008
[28] 十川廣國著、経営学イノベーション2、経営戦略論、中央経済社（東京）、2006
[29] 十川廣國著、経営学イノベーション3、経営組織論、中央経済社（東京）、2006
[30] アンゾフHI著、中村元一監訳、戦略経営論、中央経済社（東京）、2007
[31] アンドリュースKR著、中村元一、黒田哲彦訳、経営幹部の会社戦略、全社最適像の構築・実現を求めて、産能大学出版部（東京）、1991
[32] ポーターME著、土岐坤ほか訳、競争の戦略、ダイヤモンド社（東京）、1995

[33] ポーターME著、土岐坤ほか訳、競争優位の戦略――いかに好業績を持続させるか、ダイヤモンド社（東京）、1995

[34] ベニスW、ナナスB著、小島直記訳、リーダーシップの王道、新潮社（東京）、1987

[35] サイモンHA著、松田武彦ほか訳、経営行動 経営組織における意思決定プロセスの決定、ダイヤモンド社（東京）、1989

[36] 野中郁次郎・竹内弘高著、梅本勝博訳、知的創造企業、東洋経済新報社（東京）、1996

[37] ハメルG、プラハラードCK著、一条和生訳、コア・コンピタンス経営 大競争時代を勝ち抜く戦略、日本経済新聞社（東京）、1996

[38] ステイシーR著、石川昭監訳、カオスのマネジメント、NTT出版（東京）、1995

第2部

論文1

[39] 地方公営企業法 昭和27年8月1日、法律第292号、最終改正、平成17年10月21日法律第102号

[40] 自治体病院経営研究会、自治体病院経営ハンドブック、ぎょうせい（東京）、2006

[41] 総務省、公立病院改革プラン策定状況等について（調査日：平成21年3月31日）、平成21年6月26日（報道資料）

[42] 島崎謙治、公立病院のガバナンス構造と改革の本質、地域政策研究 47、9–16、2009

[43] 髙原裕介、自治体病院における経営規模及び経営形態別の決算状況分析について、企業会計 9、40–49、2011

[44] 全国自治体病院開設者協議会・全国自治体病院協議会経営改善委員会、自治体病院の経営改善策に関する報告書、2003

論文2

[45] 小山田恵、自治体病院の存在意義と改革の方向、ガバナンス 65：20–22、2006

[46] 地方公営企業法施行令 昭和27年9月3日、政令第403号、最終改正、平成6年政令第344号

[47] 地方公営企業法逐条解説、（財）地方財務協会（東京）、1998

[48] 関根則之著、改訂地方公営企業法条解説、（財）地方財務協会（東京）、1998

地方公営企業等の労働関係に関する法律 昭和27年7月31日、法律第289号、最終改正、平成19年5月16日法律第

[44]号

[49] 地方自治法　昭和22年4月17日、法律第67号、最終改正、平成19年6月27日法律第102号

[50] 松本英昭著、新版逐条地方自治法、学陽書房（東京）、2002

[51] 地方公務員法　昭和25年12月13日、法律第261号、最終改正、平成19年5月16日法律第46号

[52] 橋本 勇著、新版逐条地方公務員法、学陽書房（東京）、2002

[53] 労働組合法　昭和24年6月1日、法律第174号

論文3

[54] 齋藤貴生、公立病院改革の経験から──全適は医療の公共性と経済性の両立に最適、病院　68、231-235、2009

[55] 地方自治制度研究会、逐条解説地方独立行政法人法、ぎょうせい（東京）、2006

第3部

[56] 地方独立行政法人佐賀県立病院好生館、好生館年報2010、佐賀県立病院好生館（佐賀）、2011

[57] 大分県病院局、安心できる地域医療を求めて、大分県立三重病院・公立おがた総合病院〜統合までの経緯〜、大分県病院局（大分）、平成23年3月31日

論文4

[58] 全国自治体病院協議会、平成18年度決算見込額調査報告書、2007年3月31日

[59] 全国がん（成人病）センター協議会、全国がん（成人病）センター要覧、2003年11月

[60] いい病院第9弾　全国165救急病院一挙掲載、週刊朝日、10月8日号、22-29、2002

[61] 総務省自治財政局公営企業課通知、地方公営企業への民間経営手法の導入の推進について、平成14年3月29日付、2002

論文5

[62] アーサーアンダーセン・ビジネスコンサルティング、ミッションマネジメント　価値創造企業への変革、生産性出版（東京）、1997

[63] 大分県緊急行財政改革本部、大分県行財政改革プラン、平成16年3月
[64] 大分県病院局、大分県病院事業中期事業計画(平成18年度～21年度)、平成18年9月

論文6

[65] 大分県病院局、平成19年度大分県病院局年報(大分)、平成20年12月
[66] 大分県病院局、平成20年度大分県病院局年報(大分)、平成21年8月
[67] 武弘道、大型自治体病院の経営実態を分析する(第1部)500床以上の中核病院50の経営を8～12年間フォローして、病院、55(4)、391-394、1996
[68] 吉田修、平成22年度日本医療経営機構、医療経営人材フォーラム抄録集、平成22年10月2日

おわりに

[69] 政府・与党社会保障改革協議会、医療制度改革大綱、平成13年11月29日
[70] 厚生労働省、医療提供体制の改革のビジョン案、平成15年4月30日
[71] 厚生労働省、新たな臨床研修制度の在り方について(案)、平成14年10月
[72] 厚生労働省、新臨床研修制度について(概要)、平成15年6月
[73] 齋藤貴生ほか、地域中核公立病院における医療・経営状況の急激な悪化の要因、医療福祉マーケティング研究会学術集会、2011・3・26。
[74] 齋藤貴生ほか、地域中核公立病院における医療・経営状況の急激な悪化の要因に関する検討(2)、医療福祉マーケティング研究会学術集会、2012・3・3
[75] 齋藤貴生ほか、地域中核公立病院における経営危機の再生策──田川市立病院の事例、医療福祉マーケティング研究会学術集会、2012・3・3

〈著者紹介〉
齋藤貴生（さいとう・たかお）
1964年九州大学医学部卒業。1970年同大学大学院医学研究科外科系修了。1973年九州大学医学博士号授与。その後，九州大学医学部第二外科助手，大分医科大学第一外科助教授，国立病院九州がんセンター消化器部外科医長・臨床研究部部長などを経て，1998年佐賀県立病院好生館館長（院長），2000年全国自治体病院協議会常務理事，2004年福岡県対がん協会会長，2006年大分県病院事業管理者，2010年田川市病院事業管理者などを歴任。現在，田川市病院事業管理者・田川市参与，全国病院事業管理者協議会副会長，九州大学大学院医学研究院医療経営・管理学講座特別教員。

自治体病院の経営改革——原則と実践——

2012年8月27日 初版発行

著者 齋藤 貴生

発行者 五十川 直行

発行所 （財）九州大学出版会

〒812-0053 福岡市東区箱崎7-1-146
九州大学構内

電話 092-641-0515（直通）
振替 01710-63677
印刷・製本／シナノ書籍印刷（株）

© SAITO Takao 2012　　　　ISBN978-4-7985-0079-9